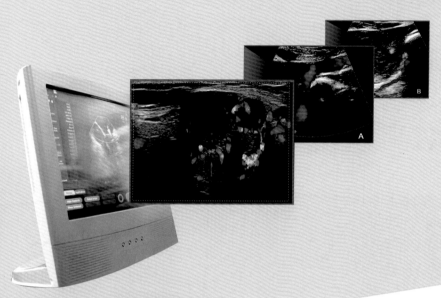

血管
超声疑难病例解析

康春松 ◎ 主编

科学技术文献出版社
SCIENTIFIC AND TECHNICAL DOCUMENTATION PRESS
·北京·

图书在版编目（CIP）数据

血管超声疑难病例解析 / 康春松主编. —北京：科学技术文献出版社，2019.9
ISBN 978-7-5189-5255-7

Ⅰ.①血… Ⅱ.①康… Ⅲ.①血管疾病—超声波诊断 Ⅳ.① R543.04

中国版本图书馆 CIP 数据核字（2019）第 030420 号

血管超声疑难病例解析

策划编辑：张　蓉　责任编辑：张　蓉　王守业　王丽霜　责任校对：文　浩　责任出版：张志平		

出　版　者	科学技术文献出版社	
地　　　址	北京市复兴路15号　邮编 100038	
编　务　部	(010) 58882938，58882087（传真）	
发　行　部	(010) 58882868，58882870（传真）	
邮　购　部	(010) 58882873	
官 方 网 址	www.stdp.com.cn	
发　行　者	科学技术文献出版社发行　全国各地新华书店经销	
印　刷　者	北京地大彩印有限公司	
版　　　次	2019 年 9 月第 1 版　2019 年 9 月第 1 次印刷	
开　　　本	787×1092　1/16	
字　　　数	372千	
印　　　张	19.25	
书　　　号	ISBN 978-7-5189-5255-7	
定　　　价	198.00元	

编委会名单

前言 / Foreword

　　本书为"大医超声"微信平台疑难病例解析系列丛书之第三辑，自前两辑《浅表组织器官超声疑难病例解析》及《腹部超声疑难病例解析》出版以来，受到诸多同行和读者的一致肯定及好评。超声因其实时、动态的特点，在血管疾病的诊断、治疗及术后评价中起到了越来越重要的作用。因此，本书在介绍血管超声检查规范的基础上，进一步整理、总结了动脉和静脉各类疾病（主要有受压、缺血、栓塞、动静脉瘘、肿瘤性及先天异常等方面）的超声表现及治疗评价，涵盖了血管疾病的典型病例、疑难病例及特殊病例，范围广、质量高。

　　全书分为8章，共收集病例114例，图片1019幅。第一章为检查规范，其余章节均以病例形式书写。血管疾病以其临床特征突出为主要特点，因此病例书写以临床表现为基础，详尽描述了血管解剖、检查手法、声像图表现、诊断标准，并以血管造影及其他影像学检查为佐证，从不同角度深入学习、分析疾病，总结超声价值及诊断体会。本书病例内容丰富、图文并茂、条理清晰、文字简洁流畅，紧密联系临床，对各级超声诊断医师均具有指导意义，对影像学专业师生及相关专业临床医师亦有很好的参考价值。

　　本书所有病例均来自"大医超声"微信平台。平台成立两年余，目前关注人数已过万，我们将再接再厉，继续完善和丰富平台内容。在该书编写过程中，得到了影像学专业前辈及同行的大力支持，衷心感谢前辈们对病例给予的深入点评和宝贵意见，使之更加完善。同时，也对科学技术文献出版社的辛苦付出深表谢意！由于水平有限，书中不足之处、错误和疏漏在所难免。欢迎广大读者和同道提出宝贵意见，以备今后再版时改正。

编者

目录 Contents

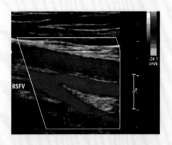

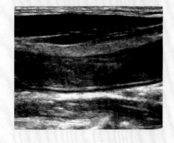

目录
Contents

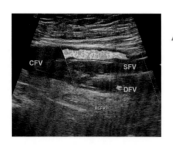

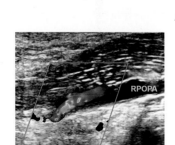

目录

Contents

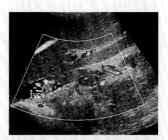

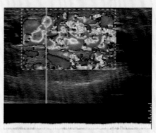

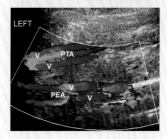

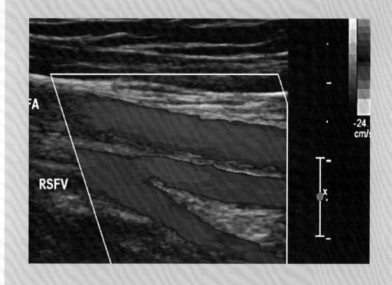

【第一章】

周围血管超声检查

第一节 颈部血管超声检查

※ 解剖（图1-1-1）

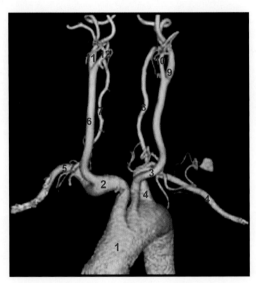

图 1-1-1　颈部血管示意图

1. 主动脉弓（AOA）　2. 无名动脉（INA）　3. 左颈总动脉（LCCA）
4. 左锁骨下动脉（LSCA）　5. 右锁骨下动脉（RSCA）　6. 右颈总动脉（RCCA）
7. 右椎动脉（RVA）　8. 左椎动脉（LVA）　9. 左侧颈内动脉（LICA）
10. 左侧颈外动脉（LECA）　11. 右侧颈内动脉（RICA）　12. 右侧颈外动脉（RECA）

※ 检查方法

探头　高频线阵。

体位　平卧位，颈部尽量后伸，肩下可略微垫高，暴露颈部，检查一侧时，头颈部略转向对侧（图1-1-2）。

方法

◆ 探头置于颈根部，锁骨上下探测锁骨下动脉；探头置于颈部气管外侧，扫查颈动、静脉。

◆ 左侧锁骨下动脉起始处位置较深，可选择凸阵/相控阵探头，提高显示率。

◆ 先二维超声心动图，后彩色，再频谱。

◆ 先横断，再纵断。

◆ 从颈动脉分叉部开始观察颈内、外动脉，颈内动脉位于后外，颈外动脉位于前内。

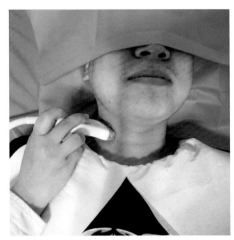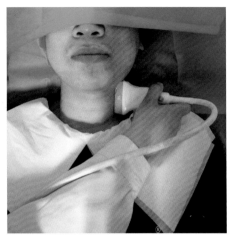

图 1-1-2　颈部血管超声检查体位及手法示意图

◆ 在横突孔间，观察颅外段椎动脉、椎静脉。

测量及观察内容

◆ 血管内径：内膜至内膜的垂直距离。

◆ 内 - 中膜厚度（intima-media thichness，IMT）：内膜至中膜的垂直距离；测量部位：颈总动脉分叉水平下方 1 ~ 1.5cm。

◆ 管腔有无斑块、狭窄、闭塞等。

◆ 斑块大小、形态、回声。

◆ 测量血管狭窄率。

※ 颈动脉超声表现

◆ 正常动脉内膜清晰、光滑、连续性好，动脉壁三层结构清晰。

◆ 血管壁的三层结构（图 1-1-3）：

内膜—内皮细胞组成，等回声；

中膜—平滑肌细胞，低回声；

外膜—纤维组织，高回声。

二维超声心动图

◆ 颈总动脉、颈内动脉及颈外动脉（图 1-1-4 ~ 图 1-1-6）

（1）横断面：圆形，搏动与心率同步。

（2）纵断面：管状无回声。

（3）IMT，正常 < 1.0mm，分叉处 < 1.2mm。

（4）内径大小：颈总动脉 > 颈内动脉 > 颈外动脉。

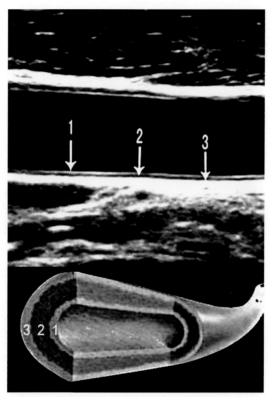

图 1-1-3　血管壁的三层结构

1：内膜；2：中膜；3：外膜

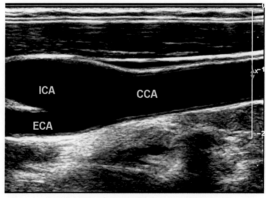

图 1-1-4　正常颈动脉纵断面

CCA：颈总动脉；ICA：颈内动脉；ECA：颈外动脉

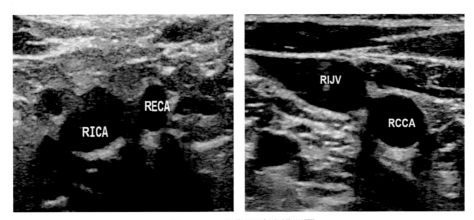

图 1-1-5　正常颈动脉横断面

RIJV：颈内静脉

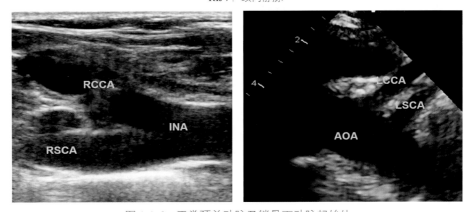

图 1-1-6　正常颈总动脉及锁骨下动脉起始处

◆ 椎动脉因横突声影的遮盖呈节段性（图 1-1-7）

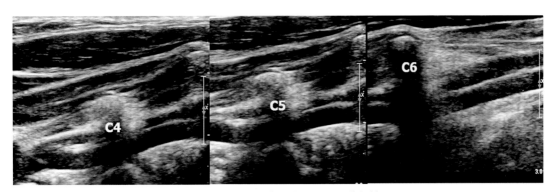

图 1-1-7　正常椎动脉纵断面，呈节段性

CDFI（图 1-1-8 ~ 图 1-1-10）

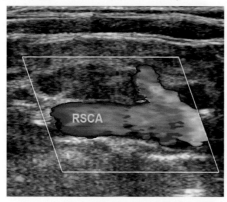 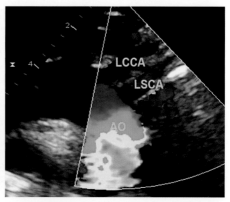

图 1-1-8　正常颈总动脉及锁骨下动脉起始处彩色血流

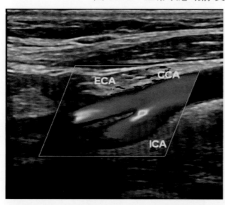 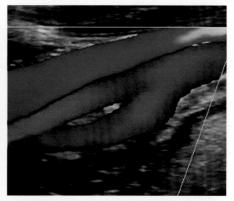

图 1-1-9　正常颈动脉彩色血流

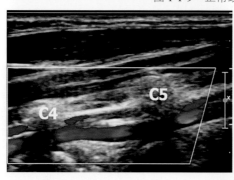 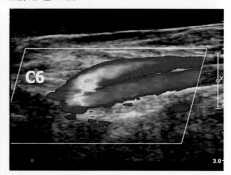

图 1-1-10　正常椎动脉彩色血流

频谱多普勒超声心动图（图 1-1-11、表 1-1-1）

◆ 空窗窄带频谱，三相。

◆ 颈内动脉：低阻频谱，双峰，双峰间切迹不明显。

◆ 颈外动脉：高阻频谱，收缩期切迹明显。

◆ 颈总动脉频谱介于两者之间。

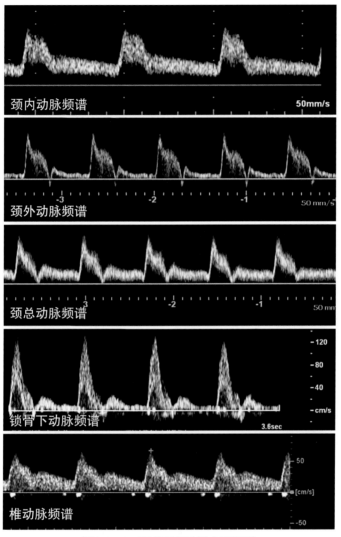

图 1-1-11　正常颈部动脉血流频谱

表 1-1-1　正常颈内、颈外动脉超声鉴别要点

项目	颈内动脉	颈外动脉
内径	较粗	较细
解剖特征	颅外段无分支	颅外段多个分支
检测位置	后外侧	前内侧
频谱形态	低阻力型	高阻力型

※ 颈静脉超声表现

二维超声心动图　管壁薄，静脉瓣，可压缩性（图 1-1-12）。

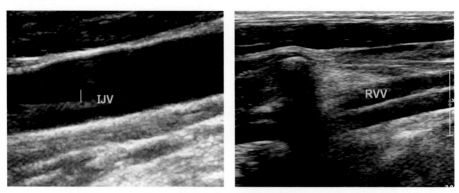

图 1-1-12　正常颈内静脉及椎静脉

IJV：颈内静脉；RVV：右椎静脉

CDFI　回心血流，颜色与动脉血流相反，随呼吸变化，持续充盈整个管腔（图 1-1-13 ）。

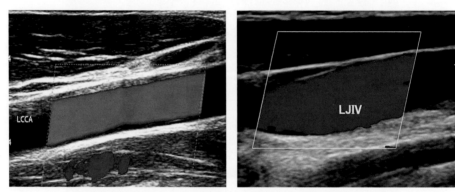

图 1-1-13　正常颈总动脉及颈内静脉血流

频谱多普勒超声心动图　向心，双峰型，受呼吸影响较大（图 1-1-14 ）。

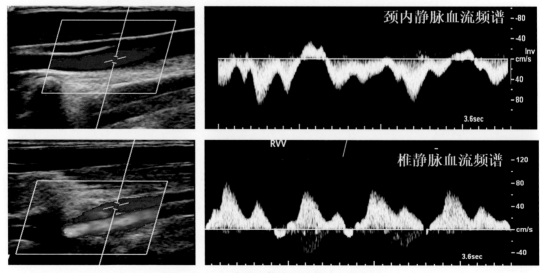

图 1-1-14　正常颈内静脉及椎静脉血流频谱

第二节　四肢动脉超声检查

※ 解剖（图 1-2-1，图 1-2-2）

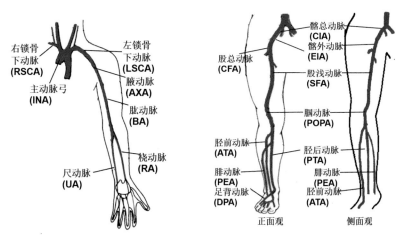

图 1-2-1　上肢动脉解剖示意图　　　　图 1-2-2　下肢动脉解剖示意图

引自：周永昌，郭万学．超声医学 [M]．3 版．北京：科学文献出版社，1999.

※ 检查方法

体位

◆ 上肢动脉：平卧位，肢体外展，掌心向上，自然放松。

◆ 下肢动脉：平卧位，外展外旋，膝关节略弯曲。

要点

◆ 双侧对比，由近及远沿血管走行方向扫查。

◆ 探头适当加压。

◆ 取样容积置于血管中央（1.5 ~ 2mm）。

◆ 入射声束方向与血流方向的夹角 <60°。

锁骨下动脉超声检查

头后仰，背部垫高，探头于锁骨下窝纵向扫查（图 1-2-3）。

腋动脉超声检查

上臂外展暴露腋窝，横向、纵向扫查（图 1-2-4）。

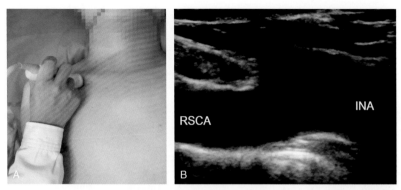

图 1-2-3　锁骨下动脉扫查示意图（图 A）；锁骨下动脉起始部二维超声心动图（图 B）

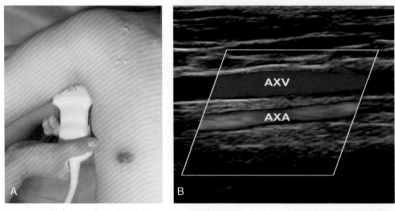

图 1-2-4　腋动脉扫查示意图（图 A）；腋动脉彩色血流图（图 B，AXV：腋静脉）

肱动脉超声检查

上臂外展，探头于肱二头肌内侧寻找肱动脉（图 1-2-5）。

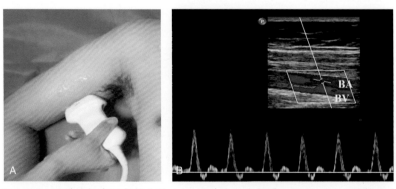

图 1-2-5　肱动脉扫查示意图（图 A）；肱动脉血流频谱（图 B，BV：肱静脉）

桡、尺动脉超声检查

前臂外展，手心向上，桡侧寻找桡动脉，尺侧寻找尺动脉（图 1-2-6）。

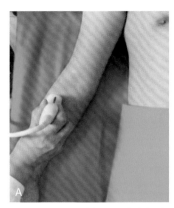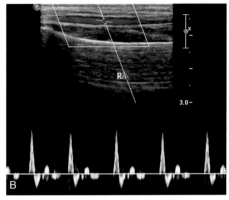

图 1-2-6　桡、尺动脉扫查示意图（图 A）；桡动脉血流频谱（图 B）

股总动脉超声检查

仰卧位，下肢外展外旋，在腹股沟处先横切扫查股总动脉，然后纵切扫查（图 1-2-7）。

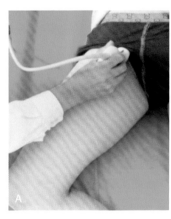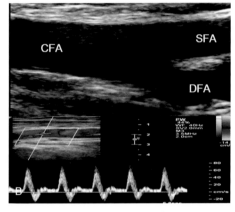

图 1-2-7　股总动脉扫查示意图（图 A）；股总动脉二维超声心动图及血流频谱（图 B，DFA：股深动脉）

股浅动脉超声检查

仰卧位，下肢外展外旋，探头于大腿内侧沿股总动脉分叉处向下纵向扫查（图 1-2-8）。

腘动脉超声检查

仰卧位，下肢外展外旋，膝关节稍弯曲，沿股浅动脉向下扫查（图 1-2-9）。

胫后、腓动脉超声检查

仰卧位，膝关节稍弯曲，小腿外展外旋，小腿前内侧纵向扫查（图 1-2-10）。

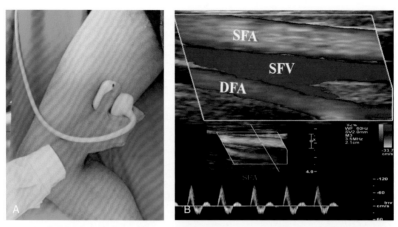

图 1-2-8　股浅动脉扫查示意图（图 A）；股浅动脉彩色及血流频谱（图 B，SFV：股浅静脉）

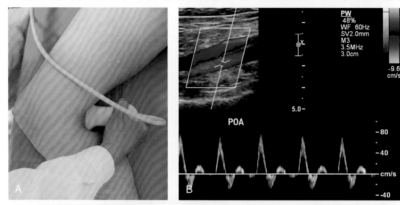

图 1-2-9　腘动脉扫查示意图（图 A）；腘动脉血流频谱（图 B）

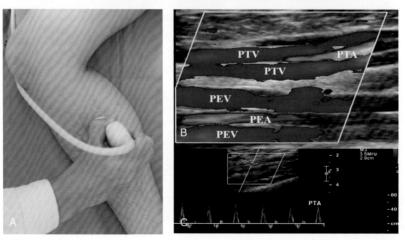

图 1-2-10　胫后、腓动脉扫查示意图（图 A）；胫后、腓动脉彩色血流（图 B）；血流频谱（图 C，PTV：胫后静脉；PEV：腓静脉）

胫前动脉超声检查

仰卧位，小腿自然伸直，探头于小腿前外侧扫查（图 1-2-11）。

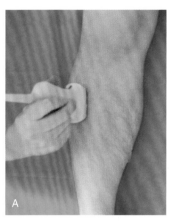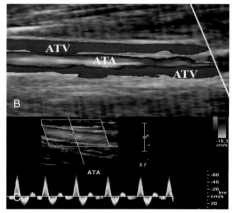

图 1-2-11　胫前动脉扫查示意图（图 A）；胫前动脉彩色血流（图 B）；胫前动脉血流频谱（图 C）（ATV：胫前静脉）

足背动脉超声检查

足背动脉是胫前动脉的直接延续，在足背纵断及横断扫查（图 1-2-12）。

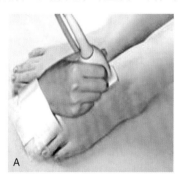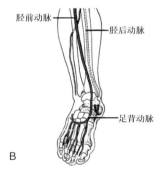

图 1-2-12　足背动脉超声扫查示意图（图 A）；足背动脉走行示意图（图 B）

※ 正常声像图

二维　管壁光滑、完整，前后管壁呈两条近似平行的回声带（图 1-2-13）。

CDFI　彩色血流充盈良好，无充盈缺损，边缘整齐，色彩单一（图 1-2-14）。

频谱多普勒

四肢动脉血流频谱为三相波（图 1-2-15 ～ 图 1-2-17、表 1-2-1 ～ 表 1-2-3）

◆ 第一个向上的波峰为心肌收缩时前向血流。

◆ 向下低于基线的波峰为舒张早期反向血流。

◆ 第三个向上的波是动脉壁弹性回缩产生的前向血流。

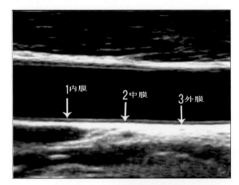

图 1-2-13 正常动脉声像图

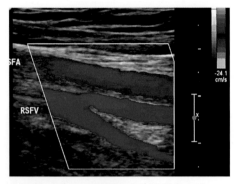

图 1-2-14 正常股浅动脉彩色血流

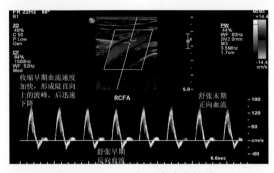

图 1-2-15 正常下肢动脉频谱

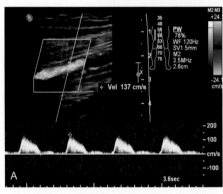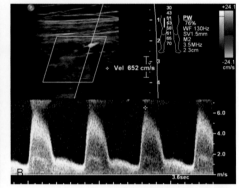

图 1-2-16 狭窄前段，阻力增加，速度减慢（图 A）；狭窄段，峰值流速明显增快，曲线下窗口充填，湍流（图 B）

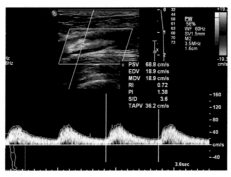

图1-2-17　狭窄远段:"小慢波"

表 1-2-1　正常人上肢动脉血流参数

项目	内径（mm）	PSV（cm/s）
腋动脉	4.3±0.8	92.3±26.4
肱动脉	3.1±0.7	75.0±23.3
桡动脉	2.3±0.4	44.6±12.6
尺动脉	2.1±0.3	44.0±10.2

注：PSV为收缩期最大血流速度；引自"杜起军, 崔立刚. 超声诊断临床备忘录[M]. 北京. 人民军医出版社，2011"。

表 1-2-2　正常人下肢动脉血流参数

项目	内径（mm）	PSV（cm/s）
股总动脉	7.9±1.3	97.0±22.3
股浅动脉近段	6.7±1.3	85.0±24.7
股浅动脉远段	6.2±1.1	74.0±21.3
腘动脉	5.5±1.0	62.0±13.6
胫前动脉	3.8±0.6	51.0±14.5
胫后动脉	2.4±0.4	46.0±17.5
足背动脉	2.3±0.4	41.0±11.4

注：引自"杜起军, 崔立刚. 超声诊断临床备忘录[M]. 北京: 人民军医出版社，2011"。

表 1-2-3　下肢动脉狭窄和闭塞的超声诊断标准

动脉狭窄程度	病变处（cm/s）	收缩期峰值流速比*
正常	<150	<1.5∶1
30%~49%	150~200	1.5∶1~2∶1
50%~75%	200~400	2∶1~4∶1
>75%	>400	>4∶1
闭塞	无血流信号	

注：*病变处与相邻近侧正常动脉段相比；动脉狭窄程度：直径狭窄率；对于多发动脉狭窄，诊断第二个及其以远的动脉狭窄，应用血流速度比值较流速绝对值更有意义；引自"中国医师协会超声医师分会. 血管和浅表器官超声检查指南[M]. 北京: 人民军医出版社，2011"。

第三节　四肢静脉超声检查

※ 概述

◆ 静脉起于毛细血管，逐级汇合成大支，汇入右心房。

◆ 管壁薄，腔内有静脉瓣（图 1-3-1），防止血液倒流，利于静脉血向心回流。

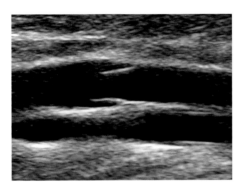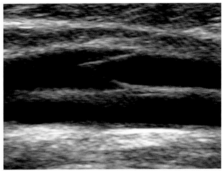

图 1-3-1　下肢浅静脉内的静脉瓣纵切声像图

※ 解剖

◆ 上肢深静脉与同名动脉伴行，包括锁骨下静脉、腋静脉、肱静脉、尺静脉、桡静脉（图 1-3-2，图 1-3-4A）。

◆ 上肢浅静脉包括头静脉、贵要静脉、肘正中静脉和前臂正中静脉（图 1-3-2，图 1-3-4A）。

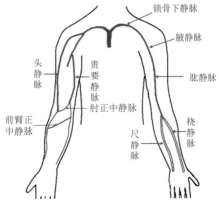

图 1-3-2　上肢浅静脉、深静脉解剖示意图

◆ 下肢深静脉主要包括：股总静脉、股浅静脉、股深静脉、腘静脉、胫前静脉、胫后静脉、腓静脉及肌间静脉（图 1-3-4B）。

◆ 下肢浅静脉主要包括：大隐静脉及小隐静脉（图 1-3-4B）。

◆ 深静脉与浅静脉之间通过穿静脉交通（图 1-3-3）。

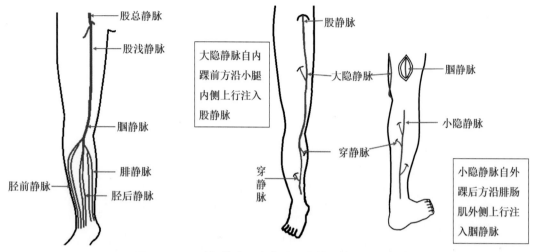

图 1-3-3　下肢深静脉、浅静脉及穿静脉解剖示意图

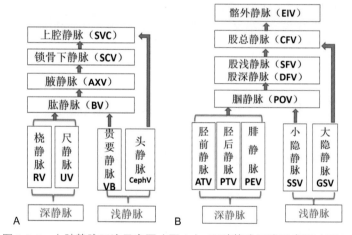

图 1-3-4　上肢静脉回流示意图（图 A）；下肢静脉回流示意图（图 B）

※ 检查方法

体位

◆ 上肢静脉：平卧位，上肢外展，掌心向上，自然放松。

◆ 下肢静脉：平卧位，下肢外展，膝关节略弯曲。

方法

◆ 按血管走行检查，先作横切扫查后作纵切扫查。

◆ 二维超声心动图、彩色血流、频谱。

◆ 观察静脉走行、管壁、管径，管腔内有无异常回声、血流充盈情况。

◆ 辅以加压试验。

◆ 怀疑静脉瓣功能不全时，应用 Valsalva 试验。

◆ 另外，要观察浅静脉及小腿静脉丛。

锁骨下静脉

头后仰，背部垫高，探头于锁骨下窝纵向扫查（图 1-3-5）。

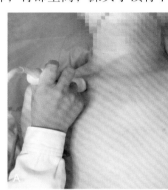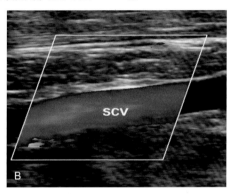

图 1-3-5　锁骨下静脉扫查示意图（图 A）；锁骨下静脉彩色血流图（图 B）

腋静脉

上臂外展暴露腋窝，于腋窝纵向扫查（图 1-3-6）。

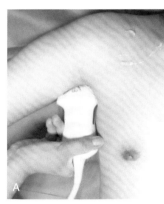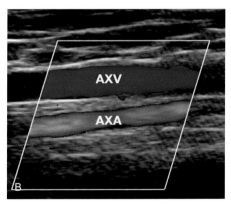

图 1-3-6　腋静脉扫查示意图（图 A）；腋静脉彩色血流图（图 B，AXA：腋动脉）

肱静脉

上臂外展，探头于肱二头肌内侧寻找肱动脉，然后在其两侧寻找肱静脉（图 1-3-7）。

桡、尺静脉

前臂外展，手心向上，桡侧寻找桡动脉，尺侧寻找尺动脉，然后在动脉附近寻找伴行静脉（图 1-3-8）。

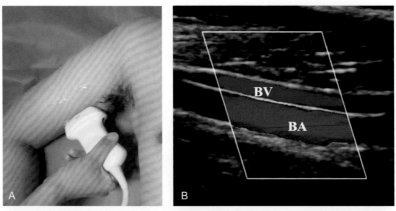

图 1-3-7　肱静脉扫查示意图（图 A）；肱静脉彩色血流图（图 B，BA：肱动脉）

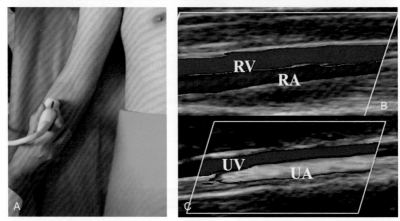

图 1-3-8　桡静脉、尺静脉扫查示意图（图 A）；桡动、静脉彩色血流图（图 B）；
尺动、静脉彩色血流图（图 C，UA：尺动脉）

上肢浅静脉

头静脉、贵要静脉均起源于手背静脉网，头静脉走行于桡侧，汇入腋静脉 / 锁骨下静脉，贵要静脉走行于尺侧，汇入肱静脉，正中静脉在肘窝处连接贵要静脉与头静脉（图 1-3-9）。

髂静脉

探头置于下腹部两侧纵向扫查髂血管（图 1-3-10）。

股总静脉

仰卧位，下肢外展外旋，在腹股沟处先横切扫查股总动静脉，然后纵切扫查股静脉（图 1-3-11）。

股浅静脉

仰卧位，下肢外展外旋，探头于大腿内侧沿股总静脉分叉处向下纵向扫查（图 1-3-12）。

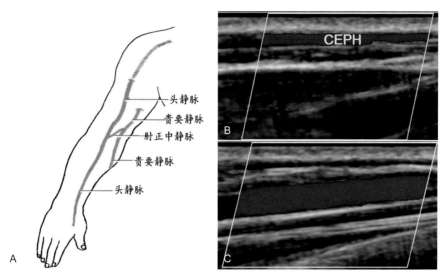

图 1-3-9　上肢浅静脉解剖（图 A）；头静脉彩色血流图（图 B）；贵要静脉彩色血流图（图 C）

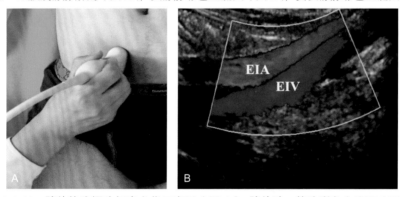

图 1-3-10　髂外静脉探头扫查方位示意图（图 A）；髂外动、静脉彩色血流图（图 B）

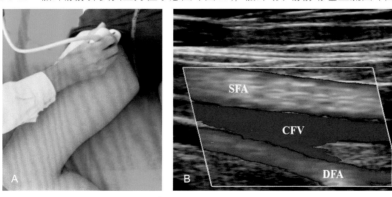

图 1-3-11　股总静脉扫查示意图（图 A）；股总静脉彩色血流图
（图 B，SFA：股浅动脉；DFA：股深动脉）

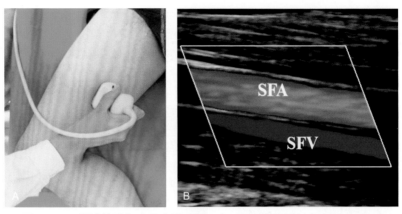

图 1-3-12　股浅静脉扫查示意图（图 A）；股浅静脉彩色血流图（图 B）

腘静脉

仰卧位，膝关节稍弯曲，沿股浅静脉向下扫查（图 1-3-13）。

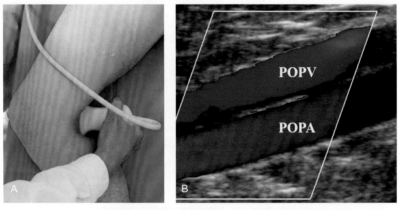

图 1-3-13　腘静脉扫查示意图（图 A）；腘静脉彩色血流图
（图 B，POPV：腘静脉；POPA：腘动脉）

胫后、腓静脉

仰卧位，膝关节稍弯曲，小腿外展外旋，小腿前内侧纵向扫查（图 1-3-14）。

胫前静脉

小腿自然伸直，探头于小腿外侧扫查（图 1-3-15）。

下肢浅静脉

大隐静脉、小隐静脉均起于足背静脉网，大隐静脉走行于内侧，于腹股沟处汇入股总静脉，小隐静脉走行于外踝后方，沿小腿后方上行，于腘窝汇入腘静脉（图 1-3-16）。

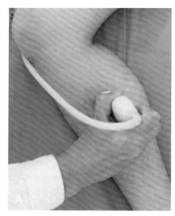
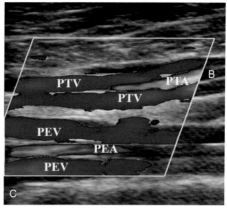

图 1-3-14 胫后静脉、腓静脉扫查示意图（图 A）；胫后动、静脉彩色血流图（图 B）；腓动、静脉彩色血流图（图 C，PTA：颈后动脉；PEA：腓动脉）

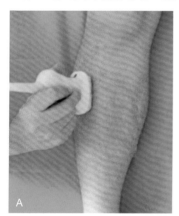
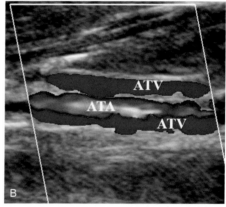

图 1-3-15 胫前静脉扫查示意图（图 A）；胫前动、静脉彩色血流图（图 B，ATA：胫前动脉）

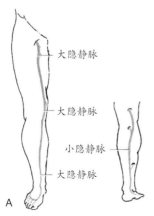
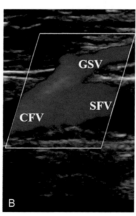
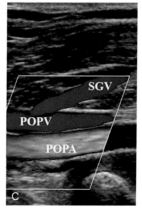

图 1-3-16 下肢浅静脉（图 A）；大隐静脉汇入股总静脉处彩色血流图（图 B）；小隐静脉汇入腘静脉处彩色血流图（图 C）

※ 正常声像图

二维超声心动图　管壁薄，内膜平整，内透声好（图 1-3-17）。

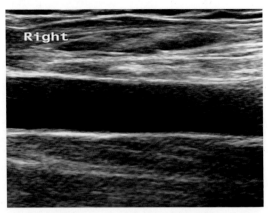

图 1-3-17　正常静脉二维声像图

CDFI　单一方向的回心血流信号，挤压远端肢体时，静脉内血流信号增强（图 1-3-18）。

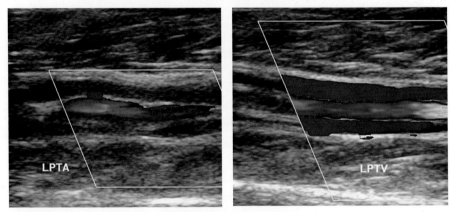

图 1-3-18　胫后静脉无血流充盈，挤压试验后血流充盈

频谱多普勒超声心动图

◆ 下肢深静脉随呼吸周期性变化，吸气时腹压增加，下腔静脉受压，回心血量减少，流速减低，呼气时相反，血流速度加快（图 1-3-19）。

◆ 上肢深静脉随呼吸周期性变化与下肢深静脉相反。

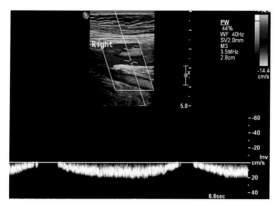

图 1-3-19　股浅静脉频谱随呼吸变化

注意事项

◆ 上、下肢深静脉与同名动脉相伴行，静脉显示困难时，可在伴行的同名动脉旁寻找静脉。

◆ 深静脉显示不满意时，可通过挤压远端肢体，增强血流显示。

◆ 浅静脉位置表浅，探头应轻触皮肤，避免血管被压瘪。

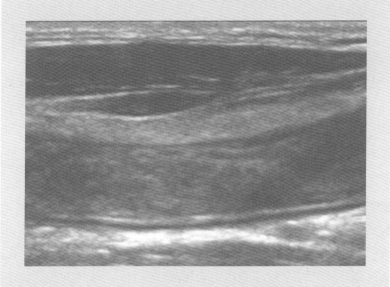

【第二章】

动脉疾病

第一节　颈动脉粥样硬化

※ 概述

◆ 动脉粥样硬化（atherosclerosis，AS）是一种慢性、进行性、多因素、系统性、动脉硬化性血管疾病。

◆ 病理过程：内皮破坏，内膜脂质沉积，内中膜增厚，斑块形成（图 2-1-1）。

◆ 主要累及大、中动脉，可同时累及冠状动脉、颈动脉及其他动脉，是冠状动脉粥样硬化性心脏病、脑卒中及其他阻塞性血管疾病的病理基础。

◆ 颈动脉粥样硬化是全身动脉粥样硬化的"窗口"，是缺血性脑血管病的独立危险因素。

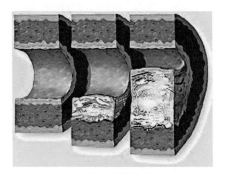

图 2-1-1　动脉粥样硬化示意图

※ 超声观察要点

◆ 内中膜增厚

◆ 斑块形成及稳定性

◆ 管腔狭窄、闭塞及程度

◆ 斑块破裂，血栓形成

※ 超声表现

◆ 内中膜增厚：内膜面粗糙，颈动脉 IMT > 1.0mm（图 2-1-2）。

◆ 粥样硬化斑块

（1）斑块形成（图 2-1-3）：IMT 局限性增厚，≥ 1.5mm，或扁平强回声，颈动脉窦部是好发部位。

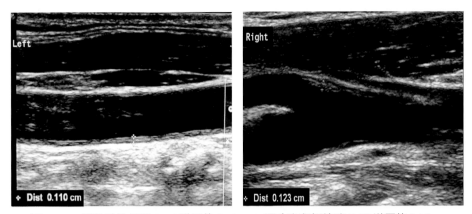

图 2-1-2　颈总动脉后壁 IMT 增厚约 0.11cm，颈动脉窦部前壁 IMT 增厚约 0.12cm

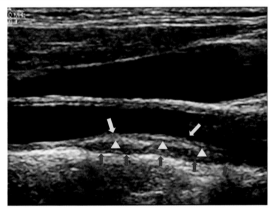

图 2-1-3　顶部（纤维帽，⬆），体部（核心部，▲），基底部（⬆）

（2）斑块分类（图 2-1-4 ～ 图 2-1-7）：

```
                    ┌─────┐   ┌─────────────────────────────────────────────────────┐
                    │ 均质 │──│ 低回声（低于周围胸锁乳突肌）含大量脂质成分                    │
                    └─────┘   │ 等回声（高/等于周围胸锁乳突肌）胶原蛋白和细胞含量多于脂质成分  │
  根据回                      │ 强回声 钙化，后伴声影                                      │
  声分类                      └─────────────────────────────────────────────────────┘
                    ┌─────┐   ┌─────────────────────────────────────────────────────┐
                    │不均质│──│ 强、等、低混合回声，有破坏纤维帽的潜能                        │
                    └─────┘   └─────────────────────────────────────────────────────┘
```

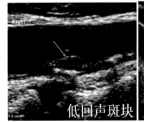
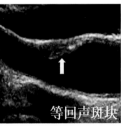
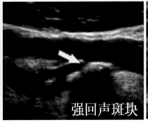
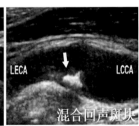

低回声斑块　　　等回声斑块　　　强回声斑块　　　混合回声斑块

图 2-1-4　不同回声斑块

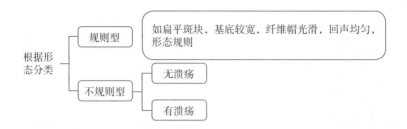

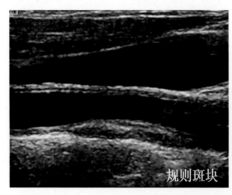 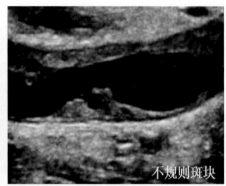

图 2-1-5　不同形态斑块

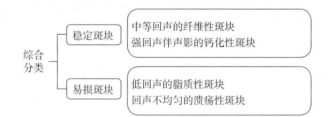

易损斑块：纤维帽薄、不完整；脂质核大、回声低；斑块内有溃疡、出血、新生血管。

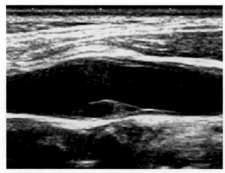 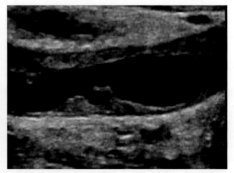

图 2-1-6　易损斑块

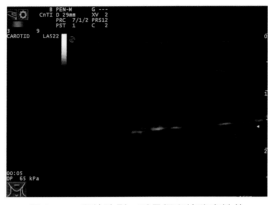

图 2-1-7　斑块造影：对易损斑块稳定性的
评估，斑块内可见细小血管（动态图）

◆ 颈动脉狭窄（表 2-1-1）

（1）斑块处血流充盈缺损。

（2）管腔内径 <50%，血流束变窄，无明显湍流。

（3）管腔内径狭窄 50%～69%，血流束变窄，血流混叠。

（4）管腔内径狭窄＞70%，血流束明显变窄，呈花色。

（5）血管完全闭塞，局部无血流。

表 2-1-1　颈动脉狭窄评价标准

狭窄程度	PSV（cm/s）	EDV（cm/s）	PSV（ICA/CCA）
正常或<50%	<125	<40	<2.0
50%~69%	125~230	40~100	2.0~4.0
70%~99%	≥230	≥100	≥4.0
闭塞	无血流信号	无血流信号	无血流信号

注：颈动脉狭窄程度的评价很大程度上以血流动力学变化为依据；引自"中国医师协会超声医师分会. 血管和浅表器官超声检查指南[M]. 北京：人民医院出版社，2011"。

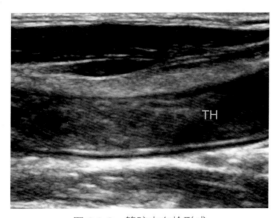

图 2-1-8　管腔内血栓形成

TH：血栓

◆ 颈动脉血栓形成

（1）二维超声心动图：管腔内等低回声充填（图2-1-8）。

（2）彩色多普勒：病变处血流束变窄或无血流信号。

病 例 1

※ 病史

患者男性，41岁，既往糖尿病病史2年，间断头晕1个月。

※ 超声

超声诊断 双侧颈动脉硬化伴斑块形成（图2-1-9、图2-1-10）。

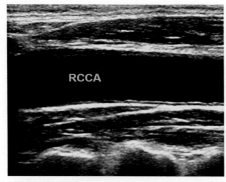
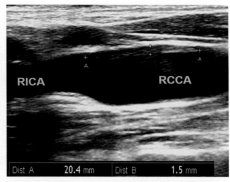

图2-1-9 右颈总动脉内膜毛糙，窦部前壁扁平低回声斑块，大小为2.04cm×0.15cm

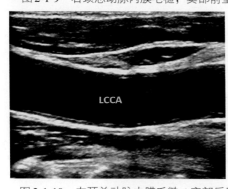
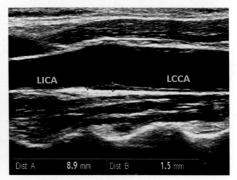

图2-1-10 左颈总动脉内膜毛糙，窦部后壁扁平低回声斑块，大小为0.89cm×0.15cm

病 例 2

※ 病史

患者男性，59岁，间断头晕2个月，既往高血压病史5年。

※ 超声

超声诊断　颈动脉硬化伴斑块形成（图 2-1-11）；左颈总动脉窦部管腔狭窄（狭窄率 < 50%）（图 2-1-12）。

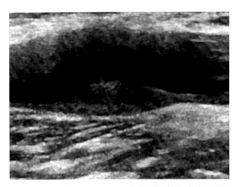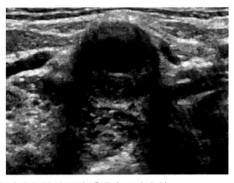

图 2-1-11　左颈总动脉窦部至颈内动脉起始处不均质混合回声斑块

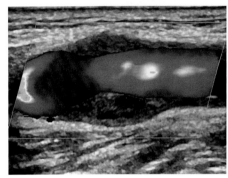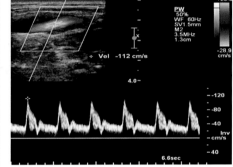

图 2-1-12　斑块处血流充盈缺损，血流频谱形态及参数属正常范围

病 例 3

※ 病史

患者男性，74 岁，头晕、恶心 2 周，呈持续性，活动后加重，既往脑梗死病史。

※ 超声

超声诊断　颈动脉硬化伴斑块形成；左侧颈内动脉起始处管腔狭窄（狭窄率 50% ~ 69%）（图 2-1-13、图 2-1-14）。

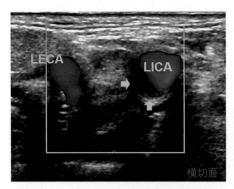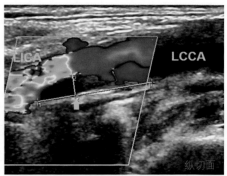

图 2-1-13　左侧颈内动脉起始处不规则低回声斑块（⬆），大小为 1.95cm×0.34cm，管腔狭窄，血流紊乱呈花色

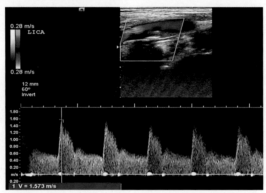

图 2-1-14　左侧颈内动脉起始处低回声斑块，局部血流速度增快，Vmax=157cm/s

※ 其他影像——CT 血管造影（CTA）

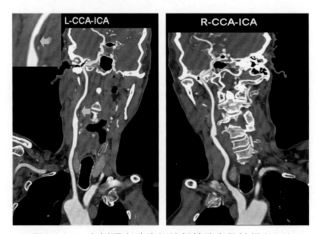

图 2-1-15　左侧颈内动脉起始部管腔充盈缺损（⬆）

CT 诊断：左侧颈内动脉起始部管腔中度狭窄（图 2-1-15）。

病 例 4

※ 病史

患者男性，81岁，间歇性跛行2年，既往冠状动脉粥样硬化性心脏病病史。

※ 超声

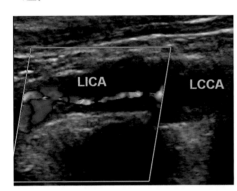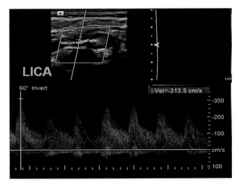

图 2-1-16　左侧颈内动脉起始处前、后壁低回声斑块，局部血流充盈缺损，血流束变细，
血流速度增快，Vmax=313cm/s

超声诊断　颈动脉硬化伴斑块形成；左侧颈内动脉起始处管腔狭窄（狭窄率70%~99%）
（图2-1-16）。

※ 其他影像——CTA

CT诊断　左侧颈内动脉起始处管腔重度狭窄近闭塞（图2-1-17）。

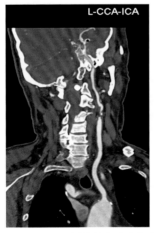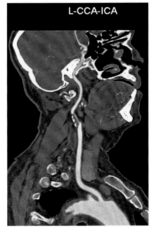

图 2-1-17　左侧颈内动脉起始处管壁钙化，管腔内造影剂
明显充盈缺损

病 例 5

※ 病史

患者男性，62 岁，言语不利、左手无力 1 天。

※ 超声

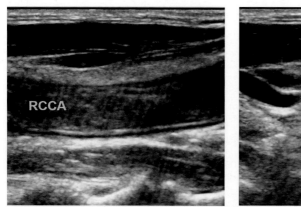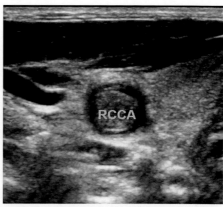

图 2-1-18　右侧颈总动脉管腔内低回声充填

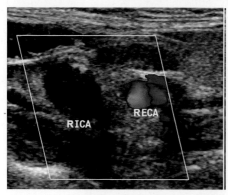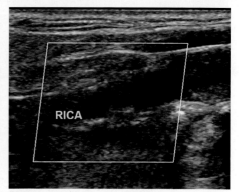

图 2-1-19　右侧颈内动脉管腔内低回声充填，无血流信号

超声诊断　双侧颈动脉硬化伴多发斑块形成；右侧颈总动脉、颈内动脉血栓形成、管腔闭塞（图 2-1-18、图 2-1-19）。

※ 其他影像——CTA

CT 诊断　右侧颈总及颈内动脉闭塞（图 2-1-20）。

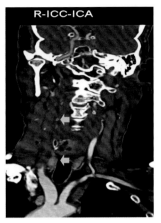

图 2-1-20　右侧颈总及颈内动脉无造影剂显影（⇧）

病 例 6

※ 病史

患者男性，60 岁，间断头晕 2 周，左侧颈内动脉起始段重度狭窄，行支架置入术，术后 1 个月复查。

※ 超声

超声诊断　超声诊断左颈总动脉与颈内动脉起始处管腔内支架与颈动脉管壁贴附好，腔内透声好，血流通畅（图 2-1-21、图 2-1-22）。

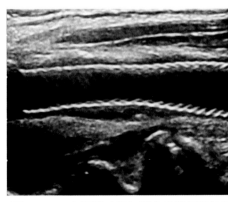
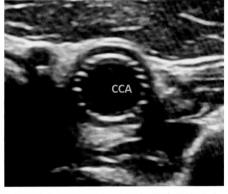

图 2-1-21　左颈总动脉与颈内动脉起始处管腔内可见支架强回声，支架与颈动脉管壁贴附好，腔内透声好

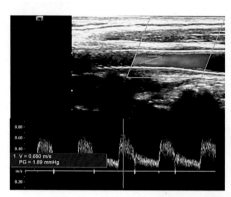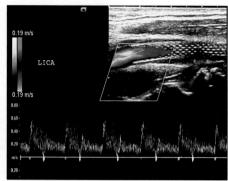

图 2-1-22　支架内血流通畅，频谱形态正常，中段血流速度 Vmax=65cm/s

※ 超声价值

◆ 颈动脉位置表浅，易于寻找，为超声检测动脉粥样硬化的窗口。

◆ 可评估狭窄处的血流动力学。

◆ 评估斑块性质。

◆ 指导治疗，评估疗效。

第二节 椎动脉硬化闭塞

病 例 1

※ 病史

患者男性，55 岁，间断头晕，无复视、耳鸣、言语含糊，无肢体麻木、无力等。

※ 超声

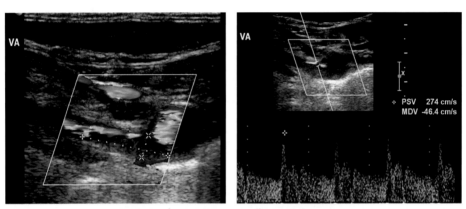

图 2-2-1 右侧椎动脉起始段后壁等回声斑块，大小为 1.0cm×0.4cm，斑块致局部管腔狭窄，血流速度加快，Vmax=274cm/s

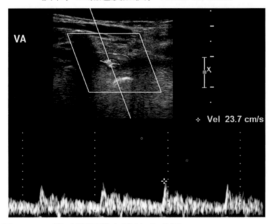

图 2-2-2 椎动脉远段血流速度减低，Vmax ＝ 24cm/s

超声诊断 右侧椎动脉起始段斑块形成，局部管腔狭窄（狭窄率 70% ~ 99%）（图 2-2-1、图 2-2-2）。

治疗后复查（图 2-2-3）

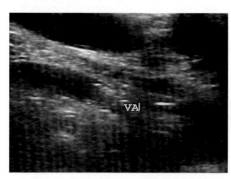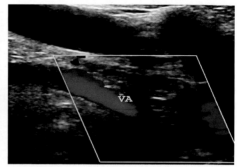

图 2-2-3　右侧椎动脉开口处可见支架强回声，局部血流通畅

病 例 2

※ 病史

患者女性，62 岁，反复发作眩晕 1 年，既往高血压病史 5 年。

※ 超声

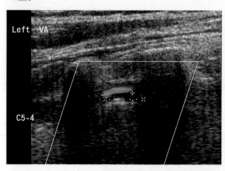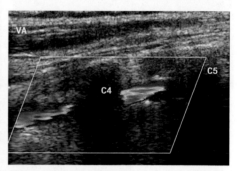

图 2-2-4　左侧椎动脉 C5 ~ C4 段附壁低回声斑块，大小为 0.78cm×0.17cm，斑块致局部管腔狭窄，血流速度加快，血流呈花色

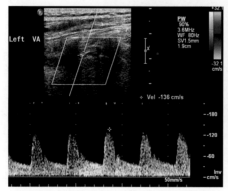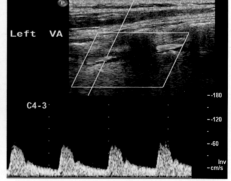

图 2-2-5　局部椎动脉血流速度增快，Vmax ＝ 136cm/s，C4 ~ C3 段椎动脉血流速度，Vmax ＝ 60cm/s

超声诊断 左侧椎动脉 C5～C4 段斑块形成，局部管腔狭窄（图 2-2-4、图 2-2-5）。

病 例 3

※ 病史

患者男性，56 岁，左侧视野缺损 1 年，伴视物模糊，既往高血压病史 3 年，偏头痛病史 2 年，脑梗死病史 1 年，1 年前因左侧椎动脉闭塞行支架置入术。

※ 超声

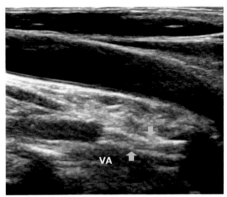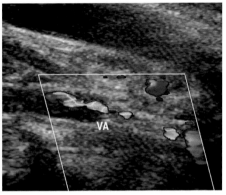

图 2-2-6 左侧椎动脉起始段管腔内可见支架回声（⬆），支架内透声差，血流呈不规则细条状，花色

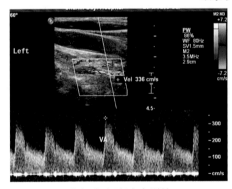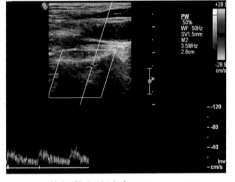

图 2-2-7 支架内血流速度增快，Vmax ＝ 336cm/s，椎间段血流速度，Vmax ＝ 38cm/s

超声诊断 左侧椎动脉起始处支架置入术后，支架内狭窄（图 2-2-6、图 2-2-7）。

※ 评述

疾病概述

◆ 椎动脉狭窄是后循环缺血的主要原因，多由动脉粥样硬化引起。

◆ 椎动脉狭窄以起始段多见。

◆ 常见症状：眩晕、平衡障碍，少数可伴耳鸣。

◆ 数字减影血管造影术（Digital Subtraction Angiography，DSA）是诊断椎动脉狭窄的金标准，但其费用高，有创伤性，且对斑块的检出率低。

◆ 超声是首选检查方法。

超声诊断要点

◆ 椎动脉管壁增厚，内膜毛糙，管腔内斑块形成。

◆ 狭窄处血流束变细，呈花色，狭窄远段血流速度降低，呈"小慢波"，对侧椎动脉代偿性血流速度加快。

◆ 完全闭塞时，管腔内实性回声充填，无彩色血流显示。

◆ 狭窄程度评估（椎动脉狭窄目前国内外尚无统一评价标准，以下为参考标准）（表 2-2-1）：

表 2-2-1　椎动脉狭窄标准

狭窄程度	PSV（cm/s）	EDV（cm/s）	PSV（起始段/椎间段）
正常或<50%	<170	<34	<2.5
50%~69%	170~200	34~60	2.5~4.1
70%~99%	≥200	≥60	≥4.1
闭塞	无血流信号	无血流信号	无血流信号

注：PSV：峰值流速，EDV：舒张末期流速；引自"任卫东，常才等.超声诊断学[M].3版.北京：人民卫生出版社，2013"。

第三节 锁骨下动脉窃血

病 例 1

※ 病史

患者男性，68岁，间断头晕4年，偶伴视物旋转、恶心、呕吐，既往高血压病史8年。

※ 超声

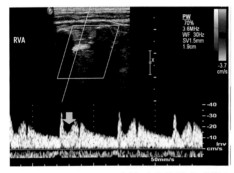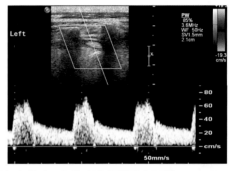

图 2-3-1 右椎动脉收缩中晚期切迹（ ⬆ ），左椎动脉频谱形态正常

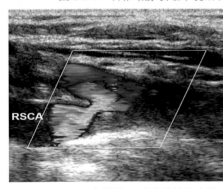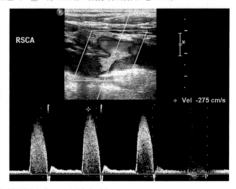

图 2-3-2 右锁骨下动脉起始处斑块致管腔狭窄、流速加快，Vmax=275cm/s

超声诊断 右侧椎动脉频谱异常，考虑右侧锁骨下动脉窃血Ⅰ期（图 2-3-1）；右侧锁骨下动脉起始处狭窄（狭窄率50%～69%）（图 2-3-2）。

病 例 2

※ 病史

患者女性，73 岁，发作性头晕 4 个月，视物旋转、视物重影、耳鸣，左手发麻，双上肢血压不同，血压：164/74mmHg（右）、104/87mmHg（左），既往高血压病史 8 年。

※ 超声

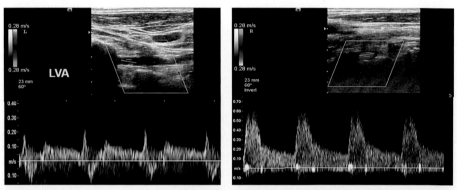

图 2-3-3　左侧椎动脉频谱双向，右侧椎动脉频谱形态正常

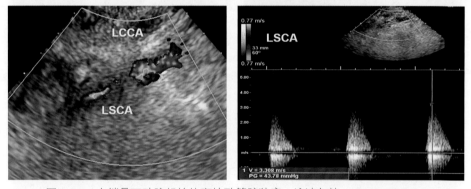

图 2-3-4　左锁骨下动脉起始处斑块致管腔狭窄、流速加快，Vmax=331cm/s

超声诊断　左侧椎动脉频谱异常，考虑左侧锁骨下动脉窃血Ⅱ期（图 2-3-3）；左侧锁骨下动脉狭窄（狭窄率 70%～99%）（图 2-3-4）。

※ 其他影像——CTA

CT 诊断　左侧锁骨下动脉起始处狭窄（图 2-3-5）。

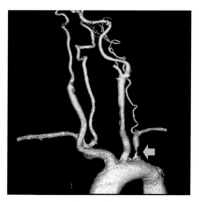

图 2-3-5　左侧锁骨下动脉重度狭窄（￫）

病 例 3

※ 病史

患者女性，28 岁，间断性多关节痛、腰背痛 12 年，左上肢乏力 3 年。颈部听诊可闻及杂音，双侧上肢血压不同，左侧脉搏较弱。

※ 超声

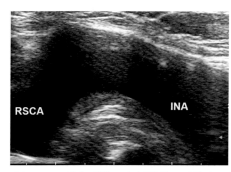

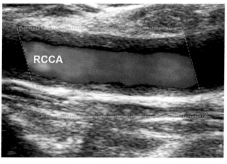

图 2-3-6　无名动脉、右侧锁骨下动脉内 - 中膜弥漫性增厚，右侧颈总动脉内 - 中膜弥漫性增厚，彩色血流束变窄，不光整

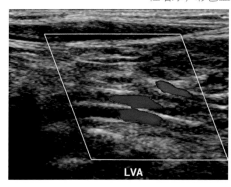

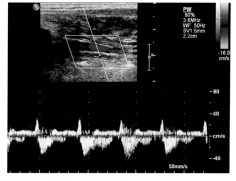

图 2-3-7　左椎动脉与椎静脉同向血流，频谱双向

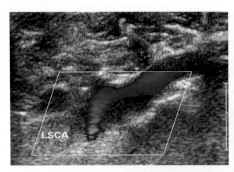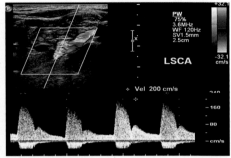

图 2-3-8　左锁骨下动脉起始处管腔狭窄、流速加快，Vmax=200cm/s

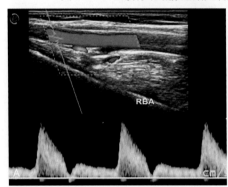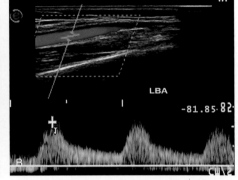

图 2-3-9　健侧肱动脉血流频谱（图 A）；患侧肱动脉血流频谱（图 B）

超声诊断　双侧颈总动脉内 – 中膜弥漫性增厚，考虑大动脉炎（图 2-3-6）；左侧锁骨下动脉起始处狭窄（狭窄率 70% ~ 99%）（图 2-3-7、图 2-3-8）；左上肢动脉血流异常，考虑狭窄后改变（图 2-3-9）。

临床诊断　大动脉炎（头臂干型）。

病　例 4

※ 病史

患者男性，52 岁，左上肢活动后乏力、麻木半年。双侧上肢血压不同，左侧脉搏较弱，血压：89/54mmHg（左）、125/83mmHg（右），既往高血压、糖尿病、脑梗死病史。

※ 超声

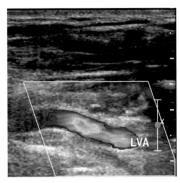 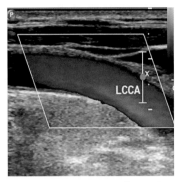 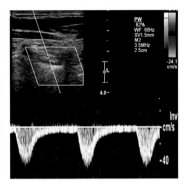

图 2-3-10　左侧椎动脉血流与同侧颈动脉反向，频谱完全反向

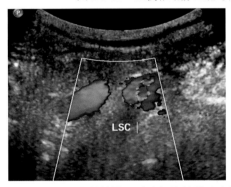 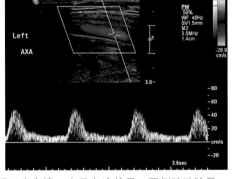

图 2-3-11　左侧锁骨下动脉起始处管腔内低回声充填，未见血流信号，同侧腋动脉呈
"小慢波"

超声诊断　左侧椎动脉血流频谱异常，考虑左锁骨下动脉窃血Ⅲ期（图 2-3-10）；左侧锁骨下动脉近闭塞（图 2-3-11）。

※ 其他影像——CTA

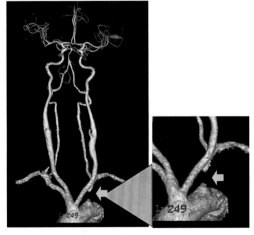

图 2-3-12　左侧锁骨下动脉起始处闭塞

CT 诊断　左侧锁骨下动脉起始处闭塞（图 2-3-12）。

※ 评述

疾病概述

锁骨下动脉窃血综合征，由于锁骨下动脉／无名动脉近端狭窄或闭塞，导致其管腔压力下降，由于虹吸作用，由健侧的椎动脉通过基底动脉进入患侧的椎动脉，供应患侧上肢，导致脑及患肢缺血（图 2-3-13 ~ 图 2-3-20）。

病因　动脉粥样硬化（多见）、大动脉炎、动脉畸形。

临床表现　头晕，发作性晕厥，上肢麻木，脉弱，双上肢血压不一致，胸骨上窝闻及杂音。

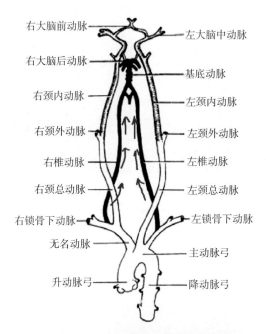

图 2-3-13　正常椎动脉血流方向示意图

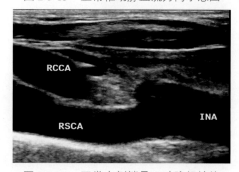

图 2-3-14　正常右侧锁骨下动脉起始处

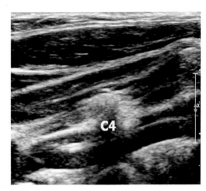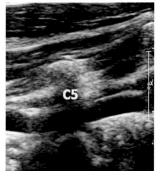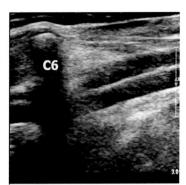

图 2-3-15　正常椎动脉

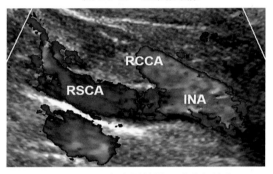

图 2-3-16　正常右侧锁骨下动脉起始处

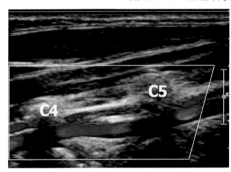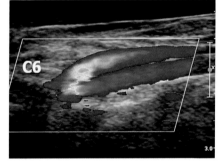

图 2-3-17　正常椎动脉

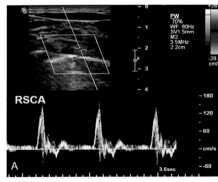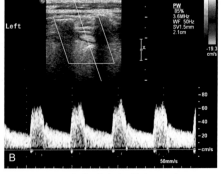

图 2-3-18　正常右侧锁骨下动脉频谱（图 A）；正常椎动脉频谱（图 B）

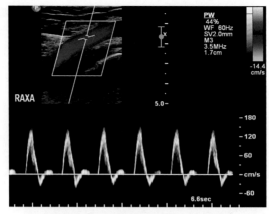

图 2-3-19　正常上肢动脉血流频谱

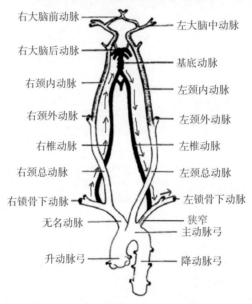

图 2-3-20　窃血时椎动脉血流方向示意图

超声表现

◆ **椎动脉**

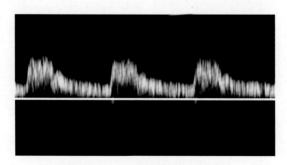

图 2-3-21　正常椎动脉血流频谱

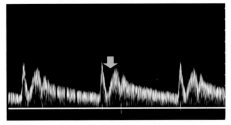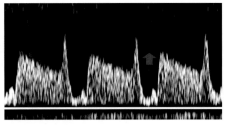

图 2-3-22　收缩中期切迹（⬆），收缩晚期切迹（⬆），Ⅰ期窃血

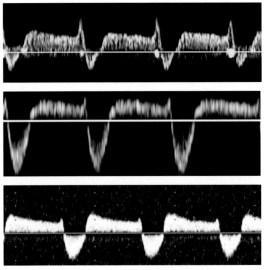

图 2-3-23　双向频谱，Ⅱ期窃血

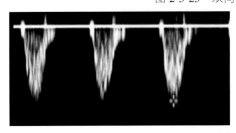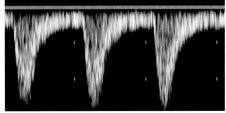

图 2-3-24　频谱完全反向，Ⅲ期窃血

（1）正常时：椎动脉频谱与同侧颈动脉频谱方向一致（图 2-3-21）。

（2）窃血时：

Ⅰ期窃血（隐性窃血），血流方向与同侧颈动脉相同，频谱收缩中晚期有切迹（图 2-3-22）；

Ⅱ期窃血（部分窃血），椎动脉血流红、蓝相间，双向血流频谱（图 2-3-23）；

Ⅲ期窃血（完全窃血），椎动脉血流方向与同侧颈动脉相反，与同侧椎静脉一致，频谱完全反向（图 2-3-24、图 2-3-25）。

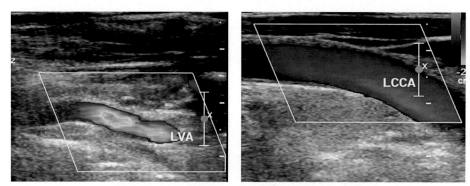

图 2-3-25　锁骨下动脉Ⅲ期窃血，椎动脉血流方向与同侧颈动脉完全相反

注意：超声发现椎动脉血流反向或频谱反向，应进一步检查锁骨下动脉及无名动脉近端。

锁骨下动脉 / 无名动脉狭窄或闭塞超声

◆ 二维超声心动图　动脉粥样硬化，内 - 中膜不规则增厚，斑块形成，管腔变窄；大动脉炎，增厚管壁多呈低回声，狭窄段较长；其他病因者可见原发病改变（图 2-3-26 ）。

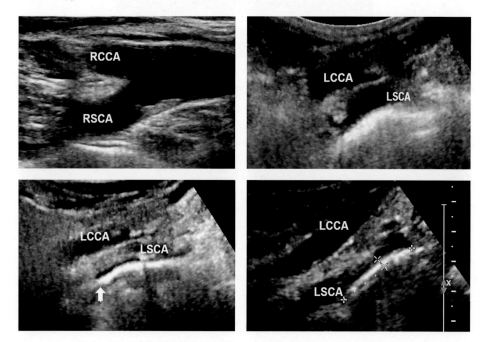

图 2-3-26　动脉粥样硬化，锁骨下动脉起始处斑块形成，管腔狭窄

◆ CDFI　狭窄处为花色血流；完全闭塞无血流显示（图 2-3-27 、图 2-3-28 ）。

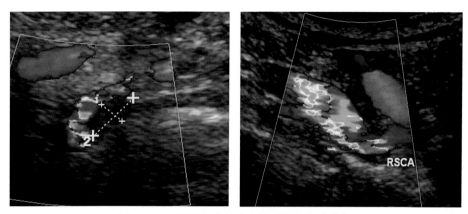

图 2-3-27　锁骨下起始处斑块致局部血流花色

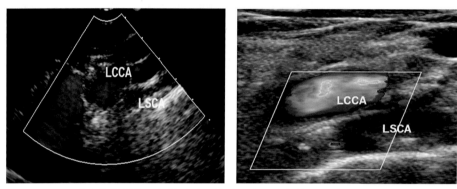

图 2-3-28　动脉粥样硬化，斑块形成，管腔闭塞，左侧锁骨下动脉起始处无血流显示

◆ 频谱多普勒超声心动图　狭窄处高速、宽带血流频谱（图 2-3-29）。

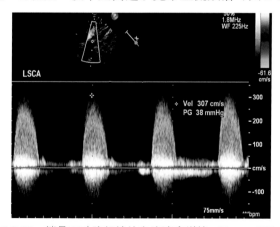

图 2-3-29　锁骨下动脉起始处血流速度增快，Vmax=307cm/s

患侧上肢动脉超声

彩色血流充盈尚可，色彩暗淡，流速减低，频谱呈"小慢波"（图 2-3-30、图 2-3-31）。

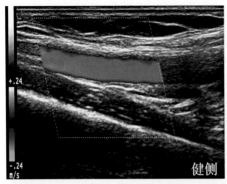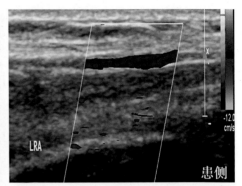

图 2-3-30　双上肢彩色血流对比，患侧色彩暗淡

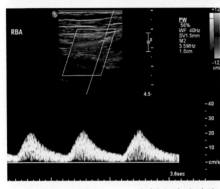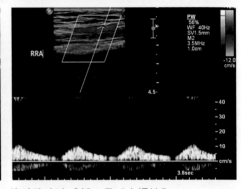

图 2-3-31　患侧上肢肱动脉、桡动脉流速减低，呈"小慢波"

小结（表 2-3-1）

表 2-3-1　锁骨下动脉狭窄程度评价

起始处狭窄程度		<50%	50%~69%	70%~99%	闭塞
狭窄处	CDFI	正常	狭窄处花色血流		无血流
	PW	流速略高于健侧，频谱形态正常	流速高于健侧，频谱形态改变	流速明显升高，频谱形态改变	—
患侧椎动脉	CDFI	血流与颈动脉同向	血流与颈动脉同向或部分反向		血流与颈动脉反向，椎静脉同向
	PW	—	频谱收缩期切迹/双向		频谱完全反向
患侧上肢动脉		—	血流充盈好，色彩暗淡，频谱"小慢波"		
窃血分级		—	隐性窃血（Ⅰ期）	部分窃血（Ⅱ期）	完全窃血（Ⅲ期）

超声价值

◆ 超声容易发现椎动脉血流方向异常，频谱形态异常，提示锁骨下动脉窃血。

◆ 进一步行超声检查可明确锁骨下动脉/无名动脉狭窄的部位、范围、程度及血流动力学异常。

第四节　下肢动脉硬化闭塞

※ 评述

疾病概述

◆ 动脉粥样硬化可引起慢性动脉闭塞性疾病，称为动脉硬化闭塞症。

◆ 动脉粥样硬化斑块、动脉中层变性以及继发血栓形成可导致动脉管腔狭窄以致闭塞，从而引起相应的肢体或器官缺血（图 2-4-1）。

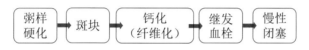

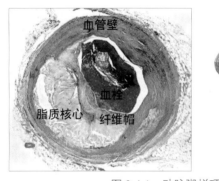

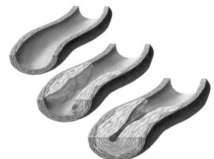

图 2-4-1　动脉粥样硬化斑块形成示意图

◆ 多累及大、中型动脉。

◆ 50 岁以上，常有吸烟史，常伴有高血压、高血脂、冠状动脉粥样硬化性心脏病或糖尿病史。

◆ 临床表现随病变范围、程度、发展速度及侧支形成程度不同。

◆ 肢体发凉、麻木、间歇性跛行、静息痛、肢体远段溃疡、坏疽。

超声表现（表 2-4-1）

◆ 二维超声心动图表现

（1）管壁正常三层结构消失。

（2）内膜不平，不规则增厚。

（3）形态不一，大小不等的硬化斑块（图 2-4-2）。

（4）管腔不同程度狭窄。

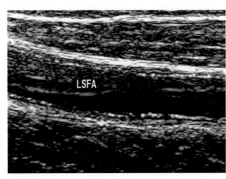
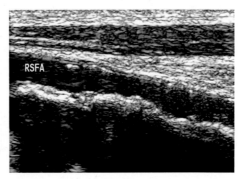

图 2-4-2　双侧股浅动脉内膜粗糙，多发强回声斑块

◆ 彩色多普勒表现（图 2-4-3）

（1）病变处彩色血流充盈缺损，血流束变细，边缘不整齐。

（2）狭窄处彩色血流色彩明亮或色彩倒错。

（3）完全闭塞时，彩色血流于阻塞部位突然中断。

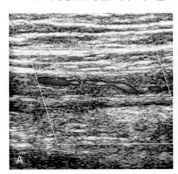
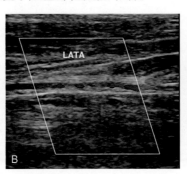
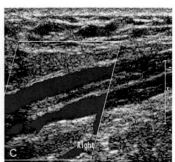

图 2-4-3　股浅动脉管腔内低回声，彩色血流充盈缺损（图 A）；胫前动脉管腔内星点状血流，管腔狭窄
　　　　　（图 B）；腓动脉管腔内无彩色血流，管腔闭塞（图 C）

◆ 频谱多普勒表现（图 2-4-4）

（1）斑块较大时，狭窄处峰值流速加快，反向血流消失，频带增宽。

（2）闭塞段动脉管腔内不能测出多普勒频谱。

（3）病变远端动脉血流速度低、反向血流消失，为"小慢波"。

表 2-4-1　下肢动脉狭窄和闭塞的超声诊断标准

动脉狭窄程度	病变处（cm/s）	收缩期峰值流速比*
正常	<150	<1.5:1
30%~49%	150~200	1.5:1~2:1
50%~75%	200~400	2:1~4:1
>75%	>400	>4:1
闭塞	无血流信号	

注：*病变处与相邻近侧正常动脉段相比；动脉狭窄程度：直径狭窄率；引自"中国医师学会超声医师分
会. 血管和浅表器官超声检查指南[M]. 北京: 人民军医出版社, 2011"。

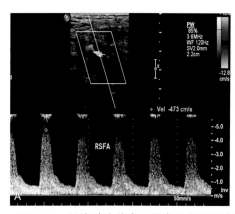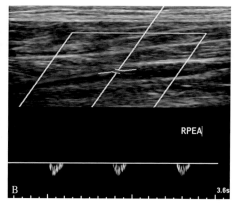

图 2-4-4　股浅动脉狭窄，狭窄处峰值流速加快，Vmax=473cm/s，反向血流消失，频带
增宽（图 A）；远端腓动脉为"小慢波"（图 B）

对于多发动脉狭窄，诊断第二个及其以远的动脉狭窄，应用血流速度比值较流速绝对
值更有意义。

病 例 1

※ 病史

患者男性，58 岁，间歇性跛行 10 个月，视物不清 2 个月，既往高血压病史 2 年，脑
梗死病史 1 年。

※ 超声

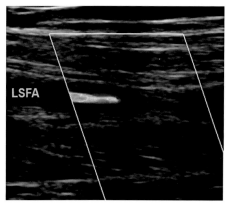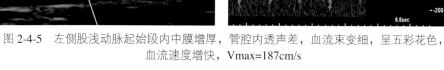

图 2-4-5　左侧股浅动脉起始段内中膜增厚，管腔内透声差，血流束变细，呈五彩花色，
血流速度增快，Vmax=187cm/s

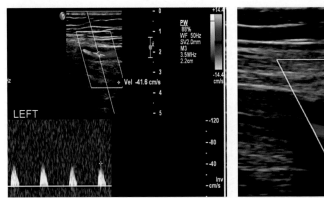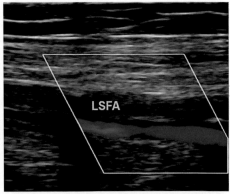

图 2-4-6　左侧股浅动脉上段血流速度减低，频谱呈"小慢波"，左侧股浅动脉中段管腔
内透声差，为低回声充填，无血流信号

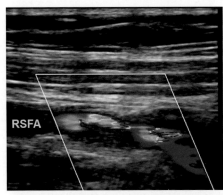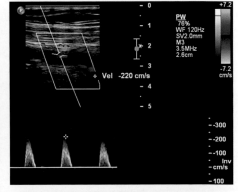

图 2-4-7　右侧股浅动脉多发附壁低回声斑块，致管腔多处血流呈花色，Vmax=220cm/s

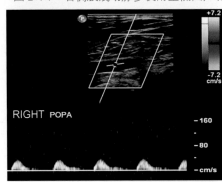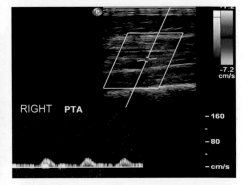

图 2-4-8　右侧腘动脉、胫后动脉血流速度减低，频谱呈"小慢波"

　　超声诊断　双下肢动脉硬化伴多发斑块形成；左侧股浅动脉起始段管腔狭窄（狭窄率 30% ~ 49%）（图 2-4-5）；左侧股浅动脉中段闭塞（图 2-4-6）；右侧股浅动脉多处狭窄（50% ~ 75%）（图 2-4-7、图 2-4-8）。

※ 其他影像——CTA

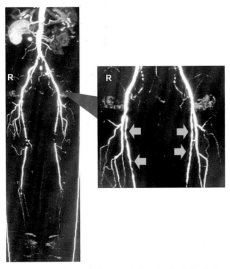

图 2-4-9　腹主动脉至双侧足背动脉多发充
盈缺损

CT 诊断　腹主动脉至双侧足背动脉弥漫性混杂密度斑块，管腔多发重度狭窄 - 闭塞
（图 2-4-9）。

临床诊断　双下肢动脉硬化闭塞症。

临床治疗　患者行选择性动脉造影术 + 左髂动脉支架置入术 + 双下肢动脉斑块旋切 +
球囊扩张术。

1 个月后复查下肢动脉

超声诊断　双下肢动脉硬化伴多发斑块形成；双侧股浅动脉多发狭窄（狭窄率约
50%）（图 2-4-10、图 2-4-11）。

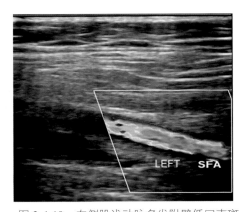 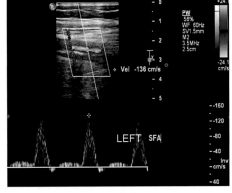

图 2-4-10　左侧股浅动脉多发附壁低回声斑块，致管腔多处血流呈花色，Vmax=136cm/s

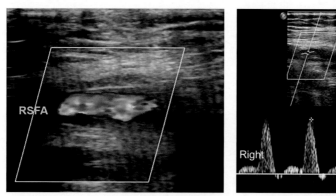
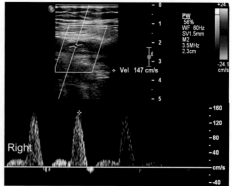

图 2-4-11　右侧股浅动脉多发附壁低回声斑块，致管腔多处血流呈花色，Vmax=147cm/s

※ **其他影像——CTA**

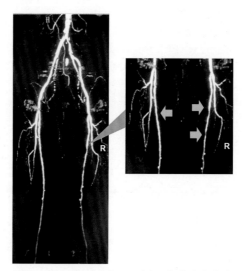

图 2-4-12　腹主动脉至双侧足背动脉多发充
盈缺损

CT 诊断　左侧髂总动脉支架术后改变；腹主动脉至双侧足背动脉弥漫性混杂密度斑块，管腔多发狭窄及闭塞（图 2-4-12）。

病 例 2

※ **病史**

患者男性，40 岁，发现血糖升高 5 年，手足麻木 1 年，加重 1 个月，既往颈动脉支架置入术后 1 年。

※ 超声

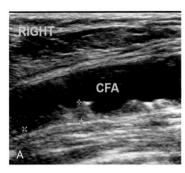
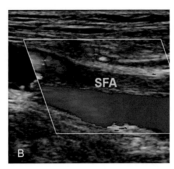
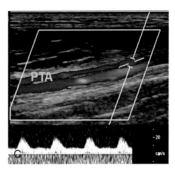

图 2-4-13　右侧股总动脉管壁毛糙，内膜增厚，多发不规则等回声斑块（图 A）；右侧股浅动脉管径变细，管腔内透声差，为等低回声充填，未见血流信号（图 B）；右侧胫后动脉彩色血流充盈好，血流频谱加速时间延长，呈"小慢波"（图 C）

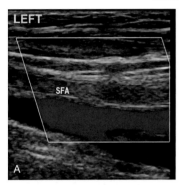
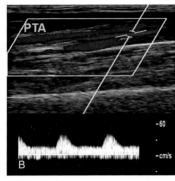
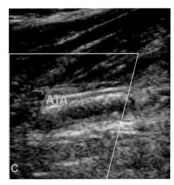

图 2-4-14　左侧股浅动脉管径变细，管腔内透声差，为等低回声充填，未见血流信号（图 A）；左侧胫后动脉彩色血流充盈好，血流频谱加速时间延长，呈"小慢波"（图 B）；左侧胫前动脉管壁增厚、毛糙，管腔内透声差，无血流信号（图 C）

超声诊断　双下肢动脉硬化伴多发斑块形成；双侧股浅动脉及左侧胫前动脉闭塞（图 2-4-13、图 2-4-14）。

临床诊断　2 型糖尿病；糖尿病动脉硬化症；血管闭塞症。

治疗　降糖治疗，抗血小板聚集，稳定斑块。

<h2 style="text-align:center">病 例 3</h2>

※ 病史

患者女性，78 岁，右足疼痛、发凉 1 年半，加重 1 个月入院。临床诊断为双下肢动脉硬化闭塞症，行右侧股浅、腘、腓动脉球囊扩张、支架置入术，3 个月后复查。

※ 超声

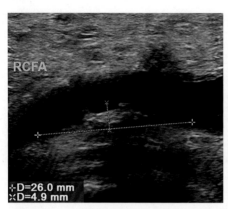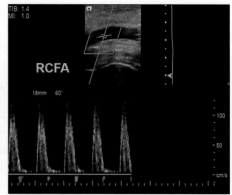

图 2-4-15　右侧股总动脉管壁毛糙，后壁混合回声斑块形成，大小为 2.6cm×0.49cm，管
　　　　　腔透声尚可，彩色血流充盈缺损，管腔未见明显狭窄，血流频谱形态及参数属正常范围

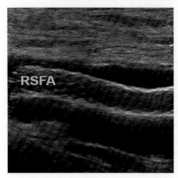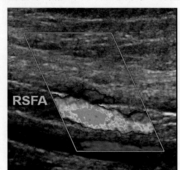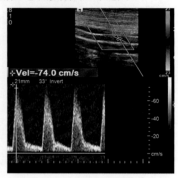

图 2-4-16　右侧股浅动脉支架置入术后，股浅动脉中下段管腔内可见支架强回声，支架内血流通畅，彩
　　　　　色血流充盈好，血流频谱形态及参数属正常范围

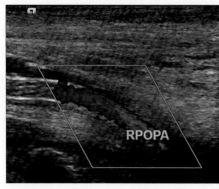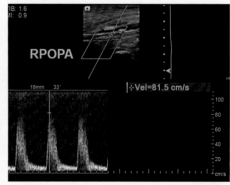

图 2-4-17　右侧腘动脉支架置入术后，腘动脉管腔内可见支架强回声，支架内血流通畅，
　　　　　彩色血流充盈好，血流频谱形态及参数属正常范围

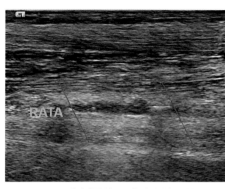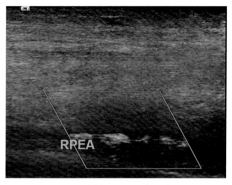

图 2-4-18　右侧胫前、腓动脉管壁结构显示不清，管腔内透声差，胫前动脉未见血流信
号，腓动脉彩色血流通畅，血流束不光整

超声诊断　右下肢动脉硬化伴多发斑块形成（图 2-4-15）；右侧股浅动脉、腘动脉支架置入术后，支架血流通畅（图 2-4-16、图 2-4-17）；右侧胫前动脉闭塞（图 2-4-18）。

※ 鉴别诊断（表 2-4-2）

表 2-4-2　下肢动脉病变的鉴别诊断

	动脉粥样硬化（AS）	大动脉炎（TA）	血栓闭塞性脉管炎（Buerger病）
好发人群	中老年	中青年女性	青壮年男性（以吸烟者为多）
病理特点	内中膜增厚，多发附壁斑块	管壁弥漫性、局限性增厚，正常三层结构消失	内膜不光滑、管壁不均匀性增厚
病变特点	多为偏心性狭窄	多为向心性狭窄或闭塞	呈节段性，多发钙化
累及部位	大动脉分叉处	主要累及主动脉的大中分支	主要累及四肢，尤其是下肢的中小动脉

※ 本病体会

◆ 动脉硬化是一个全身性疾病，动脉粥样硬化、中层钙化、细动脉硬化可同时出现，其中动脉粥样硬化最具有危害性。

◆ 下肢动脉慢性闭塞后，血管变细，结构难以辨认，可根据伴随静脉、动脉两端的连接关系、动脉壁钙化来帮助确认动脉位置。

◆ 动脉血流显示不清时，要合理选择探头，调节壁滤波、彩色速度范围等，减少误诊率。

◆ 因侧支循环的形成，虽然近端动脉狭窄，远端动脉波形仍可存在反向波，检查时应观察动脉全程，不能仅根据动脉两端情况进行诊断。

第五节 急性下肢动脉栓塞

病 例 1

※ 病史

患者女性,84 岁,右下肢疼痛、憋胀 2 天,发凉 6 小时。查体:右小腿皮肤色泽较暗、皮温明显降低,右侧股、腘、胫后、足背动脉均未触及搏动,右足感觉迟钝、麻木。

※ 超声

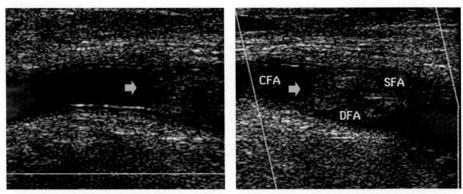

图 2-5-1 右侧股总、股深起始段、股浅动脉管腔透声差,可见中等回声充填 (⬆),未见血流信号

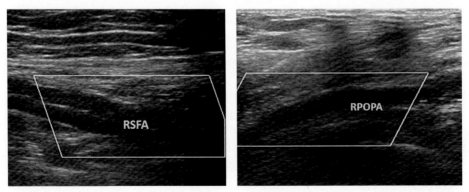

图 2-5-2 右侧股浅动脉、腘动脉管腔透声差,可见等低回声充填,部分管腔见星点状血流信号

超声诊断 右下肢股总动脉、股深动脉起始段、股浅动脉、腘动脉急性栓塞(图 2-5-1、图 2-5-2)。

※ 其他检查——心电图

心房纤颤。

※ 心脏超声

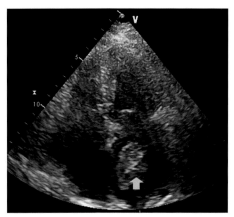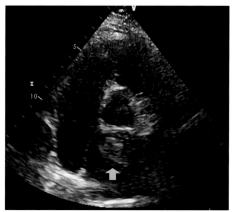

图 2-5-3 左房扩大,左房腔内等回声团(⬆),大小约 4.1cm×2.6cm

超声诊断 左房扩大,左房腔内团块回声,考虑血栓(图 2-5-3)。

治疗

◆ 右下肢动脉造影 + 血栓抽吸术。

◆ 动脉造影:右髂外动脉残根样改变,远端未显影,胫前、胫后动脉近心段显影,腓动脉显影。

病 例 2

※ 病史

患者男性,67岁,右小腿下段及右足发凉、憋胀、乏力12天,加重1天。查体:右小腿中下 1/3 交界以远皮肤苍白、皮温降低,右侧腘、足背、胫后动脉均未触及搏动。

辅助检查:心电图:心房纤颤。心脏彩超:左房扩大。

※ 超声

超声诊断 右侧髂动脉及右下肢动脉急性栓塞(图 2-5-4、图 2-5-5)。

治疗 右下肢动脉造影 + 右髂、股总、股深、股浅、腘、胫前动脉取栓术。

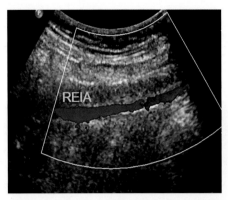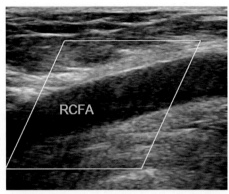

图 2-5-4　右侧髂总、髂外动脉及右侧股总动脉管腔透声差，可见等低回声充填，未见血流信号

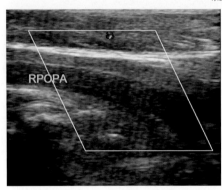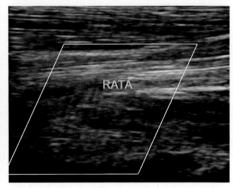

图 2-5-5　右侧腘、胫前动脉管腔透声差，内见低回声充填，未见血流信号

病 例 3

※ 病史

患者男性，50 岁，左下肢麻木、疼痛、发凉 10 天，左足疼痛伴感觉、运动障碍 3 天。

查体：左小腿及左足皮肤苍白，感觉、运动减退，皮温低，足背动脉未扪及搏动。

辅助检查：心电图：心房纤颤。心脏彩超：左房扩大。

※ 超声

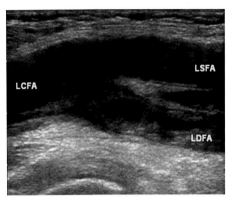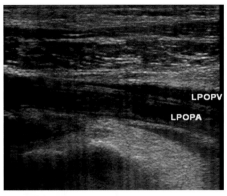

图 2-5-6　左下肢股深动脉、股浅中下段、腘动脉管腔透声差，其内可见等、低回声充填

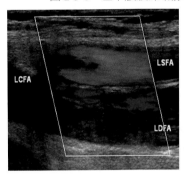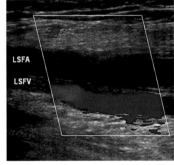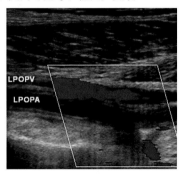

图 2-5-7　左侧股浅动脉上段可见血流充盈，股深动脉、股浅动脉中下段、腘动脉管腔无血流充盈

超声诊断　左下肢动脉急性栓塞（图 2-5-6、图 2-5-7）。

治疗

◆ 左下肢动脉造影：股深动脉、股浅动脉下段、腘动脉未显影。

◆ 手术：首先行左股动脉置管溶栓术，效果不佳。后行左股动脉切开取栓术，因病程较长、血栓陈旧，取栓不理想，下肢血供不能恢复，组织不同程度坏死，最后行左大腿截肢术。

※ 评述

疾病概述

急性动脉栓塞指栓子自心脏或近心端动脉壁脱落，或自外界进入动脉，随动脉血流冲入，并停留在管径与栓子大小相当的动脉内，引起受累动脉所供应的组织急性缺血，以致坏死，从而出现相应的临床症状。

病因

◆ 心源性：占 90% 以上，风湿性心脏病是最常见的原因，其次是冠状动脉粥样硬化性心脏病、急性心肌梗死、房颤、亚急性细菌性心内膜炎等。

◆ 血管源性：动脉瘤内血栓形成脱落或动脉粥样硬化斑块表面血栓形成脱落等。

◆ 医源性：有创性心血管检查、介入治疗、人工瓣膜置换、人工血管移植、起搏器置入、动脉导管折断等。

病理改变 （见图 2-5-8）

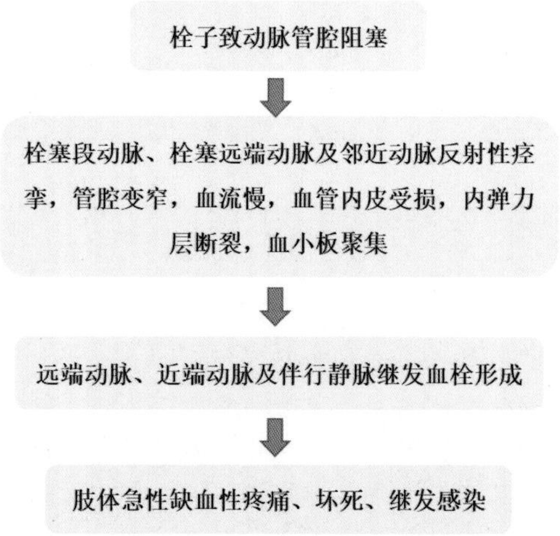

栓子致动脉管腔阻塞

栓塞段动脉、栓塞远端动脉及邻近动脉反射性痉挛，管腔变窄，血流慢，血管内皮受损，内弹力层断裂，血小板聚集

远端动脉、近端动脉及伴行静脉继发血栓形成

肢体急性缺血性疼痛、坏死、继发感染

图 2-5-8　病理变化示意图

临床特点

◆ 常有房颤、风湿性心脏病、冠状动脉粥样硬化性心脏病、心肌梗死、室壁瘤等病史。

◆ 动脉栓塞部位与栓子大小有关，下肢比上肢多见，好发于动脉分叉处，髂动脉、股动脉多见。

◆ 发病特点：起病急，症状重，进展迅速，预后严重。

◆ 临床表现：疼痛、麻木、苍白、无脉、运动障碍（5P 征）。

◆ 栓塞后 6 ~ 8 小时发生肌肉坏死，12 ~ 24 小时周围神经坏死，24 ~ 48 小时后皮肤缺血坏死。

◆ 早期诊断是关系到患肢能否保留及挽救生命的关键。

诊断要点及超声价值

◆ 急性肢体缺血病史。

◆ 动脉内栓子和 / 或血栓回声。

◆ 栓塞局部血流变细或无血流。

◆ 超声主要作用：定位，评估疗效。

◆ 操作简便、无创伤，诊断及时。

鉴别诊断

◆ 下肢动脉粥样硬化血栓形成

（1）无明确栓子来源，有糖尿病、高血压、高脂血症等病史，以及吸烟史。

（2）肢体有长期慢性缺血症状，如麻木、发凉、间歇性跛行等，病变渐进性发展的基础上突然加重。

（3）累及多条血管、多个部位，侧支血管丰富；急性动脉栓塞时栓塞动脉周围多无侧支血管。

◆ 下肢血栓闭塞性脉管炎

（1）中青年男性好发，有吸烟史。

（2）下肢皮肤发凉、麻木，后期出现间歇性跛行、肌肉萎缩，严重时出现静息痛、下肢坏疽。

（3）常伴发下肢反复游走性静脉炎。

（4）下肢动脉搏动减弱或消失。

第六节 中指动脉栓塞

病 例

※ 病史

患者男性，67岁，左手中指发凉、剧烈疼痛2小时，急诊就诊，既往房颤病史7年，长期口服抗凝药物。

※ 超声

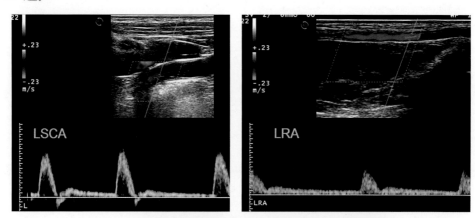

图 2-6-1 左上肢动脉血流充盈好，血流速度及频谱形态正常

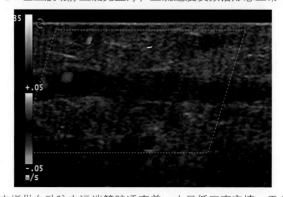

图 2-6-2 左手中指供血动脉中远端管腔透声差，内见低回声充填，无血流信号

超声诊断 左手中指供血动脉中远端管腔透声差，内见低回声充填，无血流信号，结合病史考虑栓塞（图 2-6-1、图 2-6-2）。

注意：寻找栓子来源，考虑患者房颤病史7年，可能形成血栓，行心脏彩超检查。

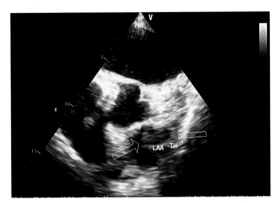

图 2-6-3　左心耳内高回声团，边界欠清晰，形态不规则

超声诊断　左心耳内高回声团，结合病史考虑血栓（图 2-6-3）。

术中诊断　左心耳内多发血栓。

※ 评述

疾病概述

◆ 急性动脉栓塞是指栓子随动脉血流冲入并停留在远端动脉内，引起受累动脉供血区组织急性缺血，出现相应临床症状。

◆ 典型临床症状，即 5P 征：疼痛（pain）、麻木（paresthesia）、苍白（pallor）、无脉（pulselessness）及运动障碍（paralysis）。

◆ 症状取决于栓塞的位置、程度等。

◆ 上肢动脉栓塞较少见，约为下肢动脉血栓的 1/10。

◆ 栓子可分为心源性、血管源性、医源性三大类：

（1）心源性　占 90% 以上，常见病因为风湿性瓣膜病、房颤、陈旧性心肌梗死等继发血栓，亚急性细菌性心内膜炎；

（2）血管源性　动脉瘤内血栓脱落、动脉硬化斑块表面血栓形成并脱落；

（3）医源性　各种有创性心血管检查、介入治疗、心脏瓣膜置换、起搏器置入、动脉置管等。

超声价值

◆ 超声表现结合典型临床症状可确诊。

◆ 无创显示动脉栓塞的部位和血流动力学改变。

◆ 寻找栓子来源。

◆ 术后血运重建的评估。

第七节　腹主动脉栓塞

病 例 1

※ 病史

患者男性，51岁，左下肢发凉、麻木、疼痛半个月。查体：左下肢皮肤发凉，膝关节以远明显，左足苍白，双侧股动脉、胫后动脉、足背动脉搏动未触及。

※ 超声

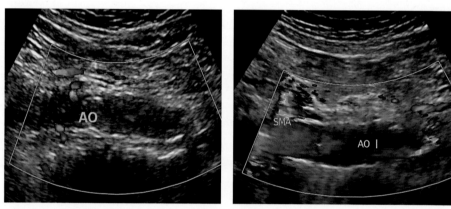

图 2-7-1　肠系膜上动脉水平以远腹主动脉管腔内低回声组织充填，少量沿边走行细条状血流信号

AO：腹主动脉；SMA：肠系膜上动脉

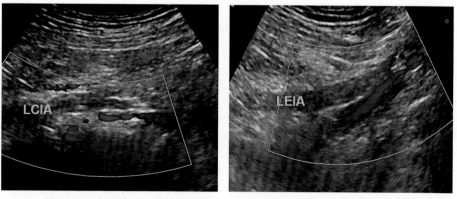

图 2-7-2　左侧髂总、髂外动脉管腔内低回声组织充填，几乎无血流信号

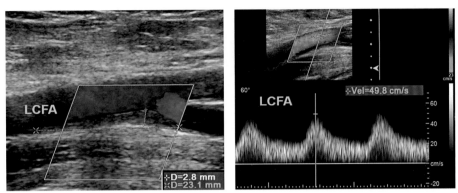

图 2-7-3　左侧股总动脉后壁低回声斑块，大小为 2.3cm×0.28cm，局部血流充盈缺损，彩色血流速度减低，Vmax=49.8cm/s，频谱加速时间延长，呈"小慢波"

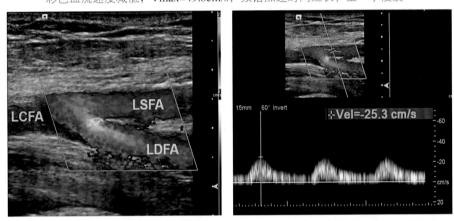

图 2-7-4　左侧股动脉（股总动脉、股浅动脉、股深动脉）彩色血流充盈好，血流速度减低，Vmax=25.3cm/s，频谱呈狭窄后改变

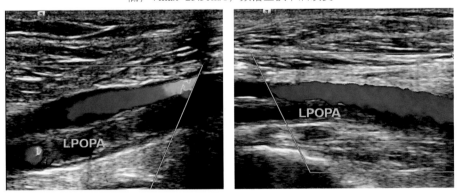

图 2-7-5　左侧腘动脉管腔内低回声组织充填，无血流信号

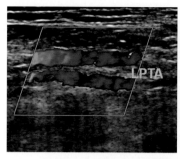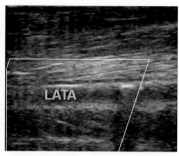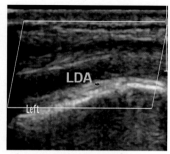

图 2-7-6　左侧胫后、胫前、足背动脉管腔内低回声组织充填，无血流信号

超声诊断　肠系膜上动脉水平以远腹主动脉血栓栓塞（图 2-7-1）；左侧髂总、髂外、腘、胫后、胫前、足背动脉血栓栓塞（图 2-7-2 ~图 2-7-6）。

※ 其他影像——下肢 CTA

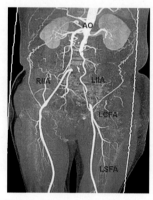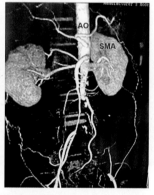

图 2-7-7　腹主动脉于肾动脉开口以下腔内低密度，增强扫描管腔明显变窄，病灶向下延续管腔狭窄；双侧髂总动脉、左侧髂外、腘、胫后动脉近似闭塞

LIIA：左侧髂内动脉；RIIA：右侧髂内动脉

CT 诊断　腹主动脉肾动脉以远至双侧髂总动脉、左侧髂外动脉、腘、胫后动脉重度狭窄，近闭塞（图 2-7-7）。

※ 临床

行腹主动脉、双髂动脉人工血管旁路术 + 左下肢动脉取栓术。

术中造影　左腘动脉、胫腓干闭塞，大量侧支循环形成。

术后给予抗凝、溶栓治疗（皮下注射低分子肝素钙，口服阿司匹林肠溶片抗血小板聚集）。

病理诊断　腹主动脉及左下肢动脉血栓。

临床诊断　双下肢动脉硬化闭塞症，腹主动脉 - 双髂动脉、左下肢动脉栓塞闭塞。

术后 3 个月行下肢 CTA 检查

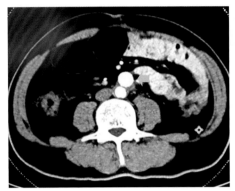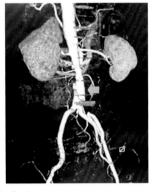

图 2-7-8　人工血管（ ⬆ ）

CT 诊断　腹主动脉 - 双侧髂动脉人工血管旁路术后，人工血管管腔通畅，左侧腘动脉及胫腓干、左侧腓动脉闭塞（图 2-7-8）。

病 例 2

※ 病史

患者女性，66 岁，近 6 年来活动后双小腿憋困，休息后缓解，3 天前无明显诱因出现双小腿及双足疼痛、麻木，伴皮温降低。既往风湿性心脏病病史。

※ 超声

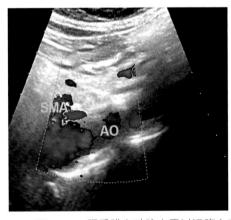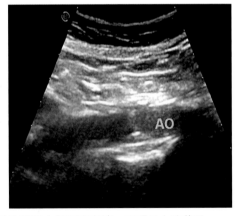

图 2-7-9　肠系膜上动脉水平以远腹主动脉管腔内低回声充填，无明显血流信号

超声诊断 肠系膜上动脉水平以远腹主动脉血栓栓塞（图 2-7-9）。

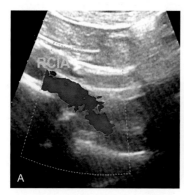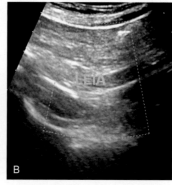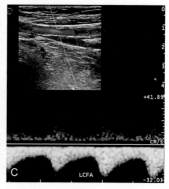

图 2-7-10 右侧髂总动脉腔内低回声充填，未见血流信号（图 A）；左侧髂内动脉腔内低回声充填，未见血流信号（图 B）；左侧股总动脉血流速度明显减低，"小慢波"（图 C）

超声诊断 肠系膜上动脉水平以远腹主动脉血栓栓塞，左侧髂总动脉、左侧髂内动脉血栓栓塞（图 2-7-9、图 2-7-10）。

※ 临床

下肢 CTA 腹主动脉、双髂动脉闭塞。

临床诊断 腹主动脉、双侧髂动脉闭塞；风湿性心脏病。

治疗 腹主动脉 + 双髂动脉支架置入术。

术后 3 个月复查（图 2-7-11）

※ 评述

◆ 动脉栓塞，心脏或外源性栓子堵塞动脉，器官、组织缺血。

◆ 腹主动脉栓塞，是所有栓塞中栓子最大的一种。

◆ 根据病因分为急性腹主动脉栓塞和腹主动脉硬化合并血栓形成。

◆ 急性腹主动脉栓塞常有器质性心脏病、心脏瓣膜病、房颤或动脉栓塞病史，栓子多为心源性栓子。

◆ 腹主动脉硬化合并血栓形成常有下肢慢性缺血，如下肢发凉、麻木、间歇性跛行等，常合并高血压、冠状动脉粥样硬化性心脏病、糖尿病等疾病，多数有吸烟史，栓子为血管源性栓子。

◆ 二者临床表现相似，均有 5P 症状：疼痛、苍白、无脉、麻木、运动障碍。

◆ 治疗：本病一经确诊应立即予抗凝、溶栓治疗，可行急诊手术（取栓术或人工血管旁路术），尽快恢复血流。

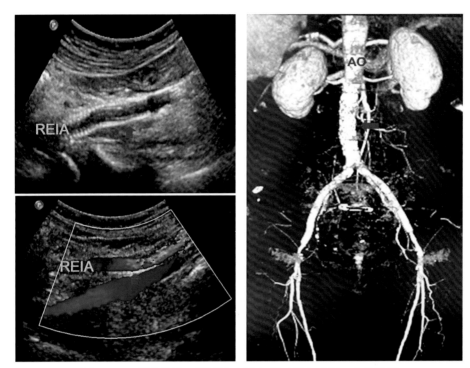

图 2-7-11　腹主动脉、髂动脉支架（ ⬆ ）置入术后：血流通畅

超声诊断及价值

◆ 动脉管腔内不均质实性低回声。

◆ 完全栓塞，局部无血流。

◆ 部分栓塞，血流呈不规则细条状。

◆ 取栓术后评价血流重建情况。

◆ CTA/DSA 为"金标准"。

本病体会

◆ 本病严重程度与栓塞范围相关，累及肾动脉、肠系膜动脉，可出现肾功能衰竭、肠坏死等。

◆ 急性腹主动脉栓塞侧支循环少，预后较差；慢性腹主动脉栓塞，侧支循环好，预后相对好。

◆ 早期诊断与及时治疗十分重要。

◆ 超声诊断可疑者建议 CTA 检查。

第八节　肠系膜血管缺血综合征

病 例 1

※ 病史

患者女性，64 岁，突发胸背部剧烈疼痛 1 天，由急诊入院，既往高血压 3 级病史。

※ 超声

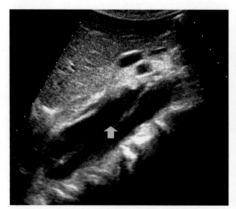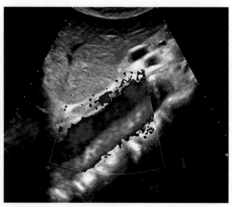

图 2-8-1　腹主动脉管腔内条带样高回声（⬆），假腔内血流信号暗淡，真腔内血流信号明亮

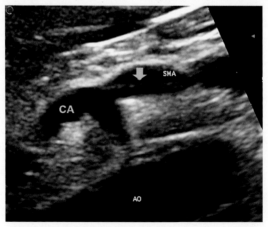

图 2-8-2　肠系膜上动脉与腹腔动脉共干起始于腹主动脉，肠系膜上动脉管腔内条带样高回声（⬆）

超声诊断　腹主动脉、肠系膜上动脉管腔内条带样高回声，考虑动脉夹层（图 2-8-1、图 2-8-2）。

※ 其他影像——主动脉 CTA

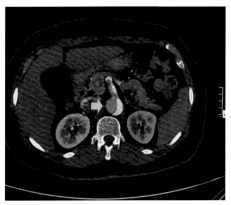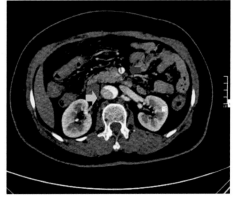

图 2-8-3 主动脉夹层（ ⬆ ），腹腔动脉与肠系膜上动脉共干夹层（ ⬆ ），可见真假两腔；
主动脉夹层 （ ⬆ ），肠系膜上动脉夹层（ ⬆ ）

CT 诊断 主动脉、腹腔动脉、肠系膜上动脉夹层（图 2-8-3）。

病 例 2

※ 病史

患者女性，64 岁，如厕后突发胸背部剧烈疼痛 1 天，由急诊入院，既往高血压 3 级
病史。

※ 其他影像——主动脉 CTA

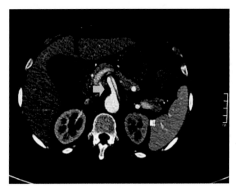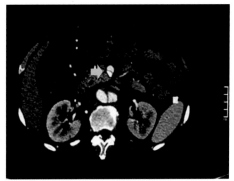

图 2-8-4 （2013-05-05）肠系膜上动脉主干中上段可见真、假腔

CT 诊断 肠系膜上动脉主干中上段夹层（图 2-8-4）。

※ 超声

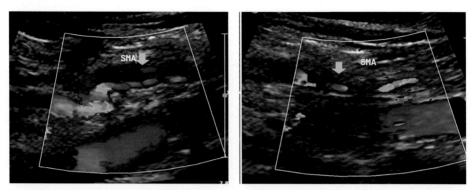

图 2-8-5 （2013-05-22）肠系膜上动脉管腔内低回声充填（ ⬆ ），彩色血流呈细线样

超声诊断 结合 CTA，考虑肠系膜上动脉夹层并血栓形成（图 2-8-5）。

3 月后超声复查

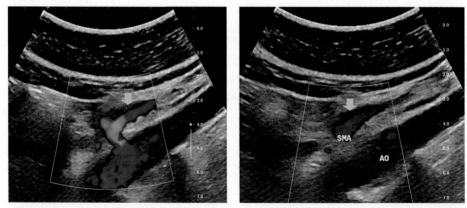

图 2-8-6 肠系膜上动脉中段管壁可见低回声附着（ ⬆ ），范围 1.64cm×0.31cm，血流信号充盈缺损（与前次比较血栓范围明显减小）

超声诊断 肠系膜上动脉夹层并血栓形成，血栓范围较 5 月 22 日检查减小（图 2-8-6）。

病 例 3

※ 病史

患者男性，49 岁，中上腹痛 2 天，呈进行性加重，由急诊入院。

※ 超声

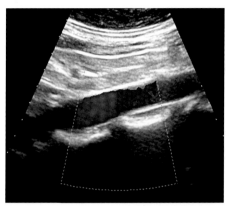 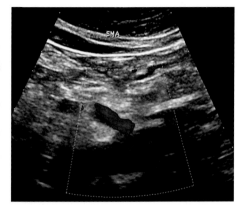

图 2-8-7　腹主动脉及肠系膜上动脉起始段管壁光滑，管腔内透声好，血流信号充盈良好

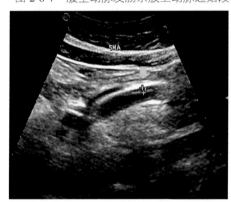 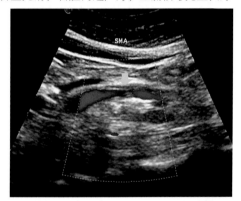

图 2-8-8　肠系膜上动脉近段管壁光滑，管腔内透声好，中远段附壁等低回声（➡），血流信号充盈缺损

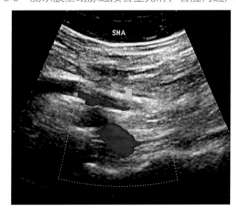 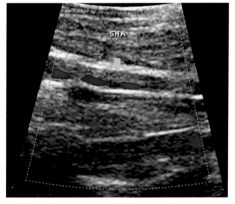

图 2-8-9　肠系膜上动脉中远段附壁等低回声（➡），线样血流信号

超声诊断　肠系膜上动脉中远段附壁血栓形成（图 2-8-7 ～ 图 2-8-9）。

※ 其他影像——CTA

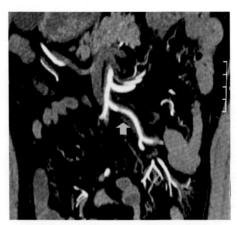

图 2-8-10　肠系膜上动脉主干（ ⬆ ）及分支多处充盈缺损

CTA 诊断　肠系膜上动脉主干及分支多处充盈缺损，多发附壁血栓形成（图 2-8-10）。

病 例 4

※ 病史

患者男性，76 岁，餐后腹痛、腹胀，体重下降 1 个月余，既往高血压 3 级病史。

※ 超声

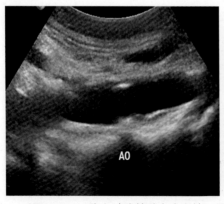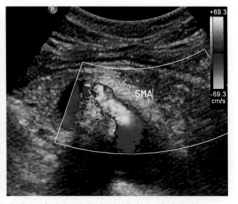

图 2-8-11　腹主动脉管壁多发斑块；肠系膜上动脉起始段色彩明亮，速度加快

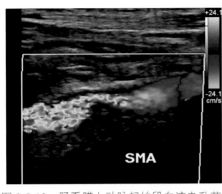
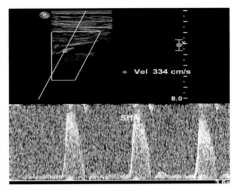

图 2-8-12　肠系膜上动脉起始段血流杂乱花色，多处充盈缺损，速度加快，Vmax=334cm/s

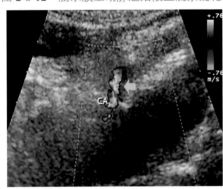
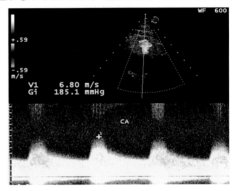

图 2-8-13　腹腔动脉附壁多发斑块，血流束变细、花色（ ⬆ ），速度加快，Vmax=680cm/s

超声诊断　腹主动脉硬化伴多发斑块形成；肠系膜上动脉、腹腔动脉起始段斑块形成并狭窄，狭窄率＞70%（图 2-8-11 ~图 2-8-13）。

※ 评述

血管解剖

肠系膜血管

动脉：腹腔动脉及肠系膜上、下动脉（图 2-8-14A）。

静脉：肠系膜上、下静脉→门静脉系统（图 2-8-14B）。

◆ 腹腔动脉（CA）（图 2-8-15）：为一粗短动脉干，在主动脉裂口稍下方，起自腹主动脉前壁，即分为胃左动脉、肝总动脉和脾动脉，营养食管腹段、胃、肝、胆囊、脾、胰头及十二指肠。

◆ 肠系膜上动脉（SMA）（图 2-8-16）：在腹腔动脉稍下方，起自腹主动脉前壁，营养胰、十二指肠、空肠、回肠、升结肠、横结肠及阑尾。

◆ 肠系膜下动脉（IMA）（图 2-8-17）：约平第三腰椎高度，起自腹主动脉前壁，分支分布于降结肠、乙状结肠和直肠上部。

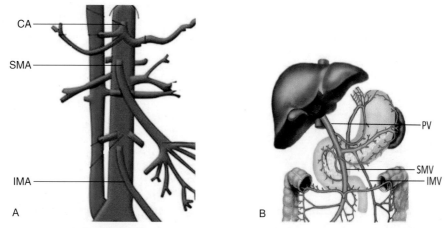

图 2-8-14 肠系膜血管示意图（PV：门静脉 SMV：肠系膜上静脉 IMV：肠系膜下静脉）

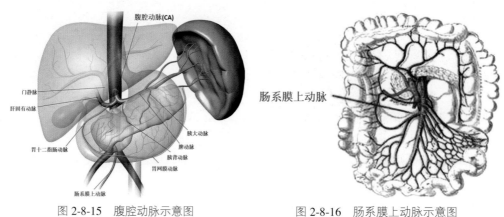

图 2-8-15 腹腔动脉示意图 图 2-8-16 肠系膜上动脉示意图

引自：柏树令.系统解剖学 [M].5 版.北京：人民卫生出版社，2001.

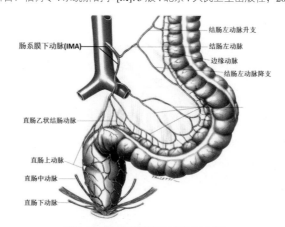

图 2-8-17 肠系膜下动脉示意图

引自:（加）哈奇森（Hutchison，S.J.），（加）福尔摩斯（Holmes，K.C.）.血管和血管内超声纲要 [M].何文等译.天津：天津科技翻译出版公司，2013.

正常超声表现（图 2-8-18 ～ 图 2-8-22）

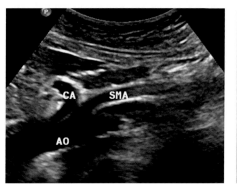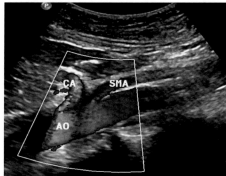

图 2-8-18　CA 与 SMA 均起自 AO 前壁，CA 为 AO 的第一个分支，向头侧走行，SMA 位于 CA 稍下方，向下走行

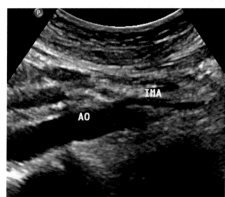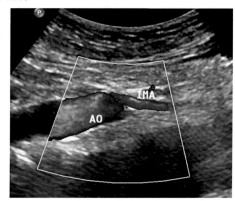

图 2-8-19　IMA 在双侧髂总动脉分叉处上方 3 ～ 4cm 处，起自 AO 前壁，向下走行，肥胖或肠气干扰明显者常不易显示（IMA：肠系膜下动脉）

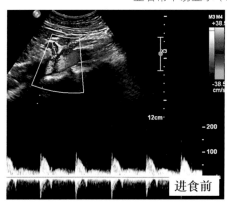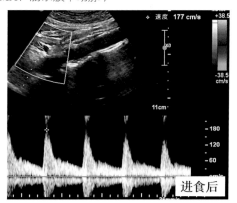

图 2-8-20　CA 进食后速度加快

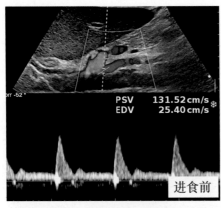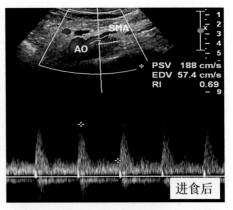

图 2-8-21　SMA 进食后速度加快（PSV：收缩期峰值流速　EDV：舒张末期血流速度　RI：阻力指数）

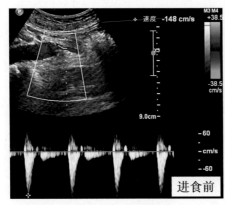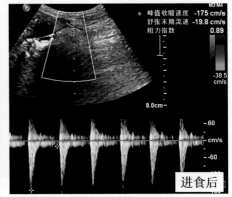

图 2-8-22　IMA 进食后速度加快

※ 评述

疾病概述

肠系膜缺血综合征是由各种原因引起，急性或慢性肠道血流灌注不足，或回流受阻所致的肠壁缺血坏死和肠管运动功能障碍的一类疾病的总称，分为急性与慢性两种类型。

临床表现

◆ 急性：常以急性腹痛多见。

◆ 慢性：典型症状为餐后腹痛、腹胀、体重下降及腹泻。

注：急性肠系膜缺血综合征病情严重，发展迅速。

常见病因

肠系膜动脉栓塞或血栓形成；肠系膜静脉血栓形成；非阻塞性的肠系膜血管缺血。

超声表现

◆ 动脉栓塞或血栓形成：病变段部分或完全无血流。

◆ 静脉血栓形成：静脉增宽，低回声充填，血流相应改变。

◆ 继发性改变：肠壁增厚，肠腔内径改变。

慢性肠系膜缺血综合征常由肠系膜血管狭窄所致，主要原因包括动脉粥样硬化、动脉炎等。通常 3 支肠系膜动脉血管中至少 2 支出现严重狭窄（狭窄率＞70%）才出现临床症状。

超声表现：狭窄段血流束变细，流速加快，狭窄远段血流频谱呈"小慢波"改变。

超声诊断标准

◆ 腹腔动脉　禁食时 PSV≥200cm/s，提示管径狭窄率＞70%。

◆ 肠系膜上动脉　禁食时 PSV≥275cm/s 或 EDV＞45cm/s，提示管径狭窄率＞70%（PSV 敏感性高，EDV 特异性高）。

◆ 禁食时，肠系膜上动脉或腹腔动脉与腹主动脉 PSV 的比值＞3.5，高度提示管径狭窄率＞60%。

◆ 单纯依据 PSV 诊断肠系膜动脉狭窄存在个体差异，可出现假阴性或假阳性，此时应结合肠系膜动脉与腹主动脉 PSV 比值。

超声价值及局限性

◆ 超声是本病首选的影像学检查方法，不仅能够显示肠系膜血管的血流状况，而且能够发现腹腔积液及肠管改变等继发征象。

◆ CDFI 对肠系膜血管闭塞的阳性诊断可靠性强，对动脉狭窄程度的判断较为准确，可为患者诊治提供重要依据。

◆ 肠内气体干扰和操作者水平是影响诊断的主要因素，如不能确诊，应进一步行其他影像学检查。

◆ CTA 为动脉夹层诊断的金标准，超声可作为初筛的首选方法。

鉴别诊断

◆ 急性肠系膜缺血综合征需与急腹症如主动脉夹层、急性胰腺炎、肠穿孔及不典型阑尾炎等相鉴别。

◆ 慢性肠系膜缺血综合征需与慢性胃肠炎症、慢性胆囊炎及慢性胰腺炎等相鉴别。

◆ 排除以上疾病后，且病因诊断困难的急慢性腹痛患者，应考虑到本病。

体会

◆ 肠系膜动脉超声图像采集时，肥胖及肠气干扰将增加采集难度，可加压或嘱患者深吸气后屏气采集。

◆ 测量血流速度时，应选择距起始处 1 ~ 2cm 处，避开弯折部位，并调整合适的取样角度及标尺。

◆ 肠系膜下动脉常因管径细及肠气干扰难以探测，可以以肾动脉为标志，沿腹主动脉向下或自双侧髂总动脉分叉处向上探寻。

◆ 不能完全根据流速做出诊断，需结合二维超声心动图及彩色多普勒超声表现和临床症状。

第九节 肾动脉狭窄与闭塞

病 例 1

※ 病史

患者男性，50岁，头晕半个月，伴血压升高，药物治疗效果不佳。

※ 超声

超声诊断 左肾动脉起始处狭窄（狭窄率≥70%）（图 2-9-1 ~图 2-9-3）。

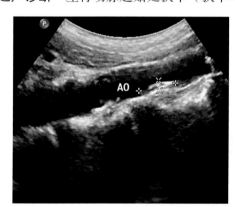
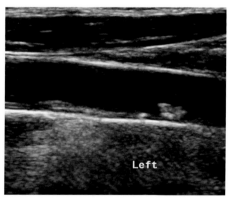

图 2-9-1 腹主动脉及颈动脉斑块形成

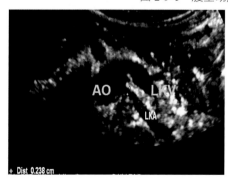
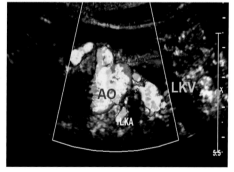

图 2-9-2 左肾动脉起始处管腔变窄，内径为 0.28cm，狭窄处及远心段为杂乱花色血流（LKV：左肾静脉）

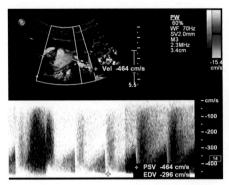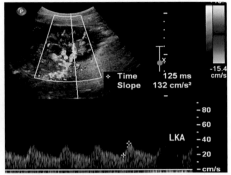

图 2-9-3　左肾动脉起始段血流速度加快，Vmax=464cm/s，肾内动脉加速时间（AT）延长，AT=125ms，
呈"小慢波"改变

※ 其他影像——CTA

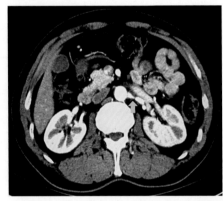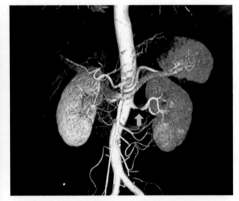

图 2-9-4　左肾动脉起始处明显充盈缺损

CT 诊断　左肾动脉起始处局限性重度狭窄，狭窄率 80% 以上（图 2-9-4）。

※ 其他影像——DSA

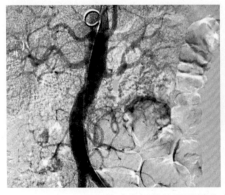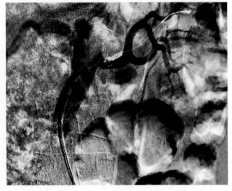

图 2-9-5　左肾动脉起始处局限性狭窄（⬆），行支架置入后血流通畅（⬆）

血管造影诊断　左肾动脉起始处局限性狭窄（图 2-9-5）。

病 例 2

※ 病史

患者女性，52 岁，既往高血压病史 5 年余， 血压最高可至 190/110mmHg，药物控制不佳。

※ 超声

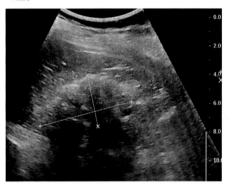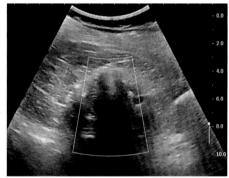

图 2-9-6　右肾体积小，轮廓不清楚，肾实质内弥漫多发钙化，肾内未见明显血流信号，右肾动脉起始段探测不清楚

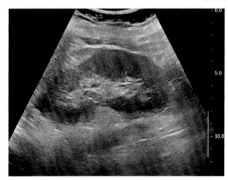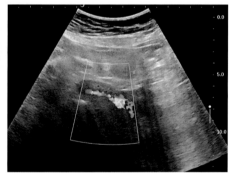

图 2-9-7　左肾大小形态正常，左肾动脉起始段杂乱花色血流

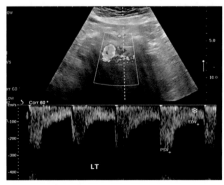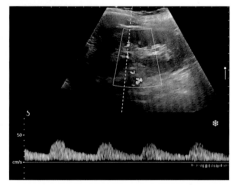

图 2-9-8　左肾动脉起始段血流速度加快，Vmax=283cm/s，肾内动脉血流加速时间延长，呈 "小慢波" 改变

超声诊断 左肾动脉起始处狭窄（狭窄率≥70%）（图 2-9-7、图 2-9-8）；右肾弥漫性回声异常，考虑自截肾（图 2-9-6）；右肾动脉未显示。

※ 其他影像——CTA

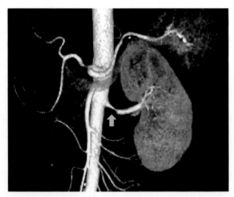

图 2-9-9 左肾动脉起始部局限性重度狭窄，右肾动脉起始部狭窄近闭塞

CT 诊断 双肾动脉起始部重度狭窄（图 2-9-9）。

※ 其他影像——DSA

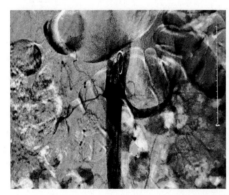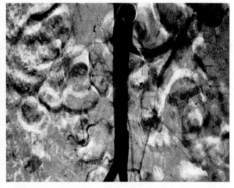

图 2-9-10 左肾动脉起始段充盈缺损（⬆），行支架置入后血流通畅（⬆）

血管造影诊断 左肾动脉起始段重度狭窄（图 2-9-10）。

病 例 3

※ 病史

患者男性，29 岁，言语障碍伴左侧肢体无力 1 天。头颅 CT 示右侧基底节区及侧脑室旁脑梗死，入院后发现血压高。

※ 超声

超声诊断 多发性大动脉炎，右肾动脉起始处狭窄（狭窄率 ≥ 60%）（图 2-9-11 ~ 图 2-9-13）。

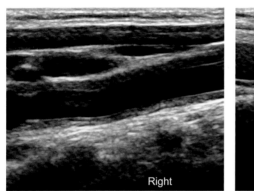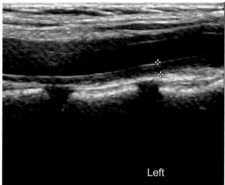

图 2-9-11 双侧颈动脉管壁弥漫性增厚

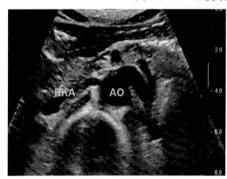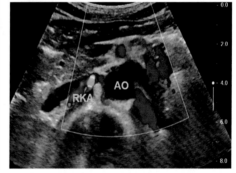

图 2-9-12 右肾动脉起始处内径细，内透声差，右肾动脉起始处狭窄，血流束变细，信号杂乱（RKA：右肾动脉）

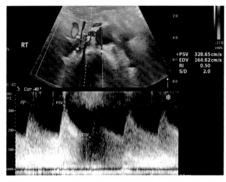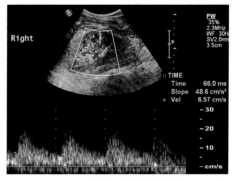

图 2-9-13 右肾动脉起始段血流速度加快，Vmax=330cm/s，肾内动脉加速时间 < 70ms

临床诊断 混合型大动脉炎（累及双侧锁骨下动脉、双侧颈动脉、大脑中动脉、右肾动脉）。

※ 评述

正常肾动脉：正常肾动、静脉解剖（图 2-9-14）

◆ 肾动脉多于腰 1 平面起自腹主动脉侧面，距肠系膜上动脉 1.5cm，走行于肾静脉后方。

◆ 正常肾动脉峰值流速 <100cm/s。

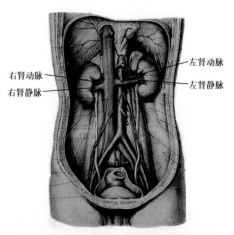

图 2-9-14　正常肾动、静脉解剖示意图

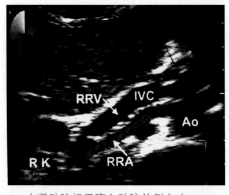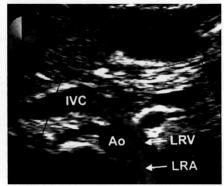

图 2-9-15　右肾动脉起于腹主动脉前侧方（10 ~ 11 点钟处），横切面可显示右肾动脉及右肾静脉；左肾动脉起于腹主动脉后侧方（3 ~ 4 点钟处），横切面可显示左肾动脉及左肾静脉

RRA：右肾动脉；RRV：右肾静脉；LRA：左肾动脉；LRV：左肾静脉

引自：（美）兹韦尔（Zwiebel，W. J.）. 血管超声经典教程 [M]. 温朝阳等译 . 5 版 . 北京：人民军医出版社，2008.

疾病概述

◆ 肾动脉狭窄是一种较常见的疾病，轻中度高血压患者的发病率为 1% ~ 5%，可引起肾血管性高血压和缺血性肾病。

◆ 肾动脉狭窄的主要临床表现为药物难以控制的持续性高血压，以舒张压升高更为显著，严重者可出现肾脏萎缩、肾衰竭。

◆ 当肾动脉直径狭窄率达到 60% 时，血流量开始下降。

◆ 肾动脉狭窄常由动脉粥样硬化、纤维肌发育不良及大动脉炎引起（表 2-9-1 ）。

正常肾动脉频谱多普勒超声心动图（图 2-9-16 ）

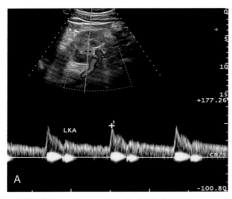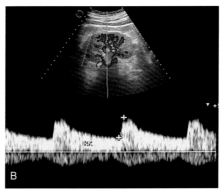

图 2-9-16 肾动脉主干（A）及肾内动脉（B）低阻血流频谱，多数肾动脉 PSV < 100cm/s，肾内动脉 AT < 0.07s

表 2-9-1 肾动脉狭窄的常见病因的鉴别

病因	动脉粥样硬化	纤维肌发育异常	多发性大动脉炎
年龄	>45岁	<40岁	<40岁
性别	男	女	女（女:男=8:1）
病变部位	主肾动脉近段	主肾动脉远段及肾内动脉，多发，环形，局限	弥漫性肾动脉病变及其他血管病变
声像图	管腔内不同回声的斑块，血流充盈缺损，管腔不同程度的狭窄或闭塞	严重的节段性狭窄，管腔狭窄和扩长，呈"串珠样"改变	血管壁弥漫性向心性增厚，管腔不同程度的狭窄或闭塞，流速减低

声像图表现

◆ 直接法

狭窄段内径变细，局部血流呈花色。

峰值流速（PSV）加快。

肾动脉与腹主动脉峰值流速比值（RAR）升高。

◆ 间接法

肾内动脉频谱呈"小慢波"改变，AT ⩾ 0.07s。

诊断标准（表2-9-2）

表2-9-2　肾动脉狭窄评价标准

肾动脉狭窄程度	PSV	RAR	"小慢波"改变	AT
<60%	<180cm/s	<3	—	—
内径减少≥60%	≥180cm/s	≥3	—	—
内径减少≥70%或80%	≥180cm/s	≥3	有	≥0.07s
闭塞	肾动脉主干无血流信号，不能探及血流频谱			

注：PSV：肾动脉峰值流速；RAR：肾动脉与腹主动脉峰值流速之比；AT：收缩早期加速时间。

超声价值

◆ 彩色多普勒对肾动脉狭窄有明确的诊断价值，可作为首选影像学检查工具。

◆ 图像质量易受患者腹腔气体干扰，受干扰时图像质量不如CTA。

检查要点

◆ 病人需空腹。

◆ 选用适当的仪器及探头。

◆ 熟悉解剖及体位标记（下腔静脉后找右肾动脉，左肾静脉后找左肾动脉）。

◆ 关注病变好发部位。

◆ 变换体位，多切面、加压扫查。

◆ 正确测量（校正测量角度），了解波形和参数。

第十节　大动脉炎

病 例 1

※ 病史

患者女性，29 岁，间断头晕 9 年，加重 1 周。2008 年无明显诱因出现头晕，不伴发热、肌肉痛、关节痛等症状，未予治疗。2016 年 6 月测量血压时发现双侧上肢血压相差 40mmHg。

※ 超声

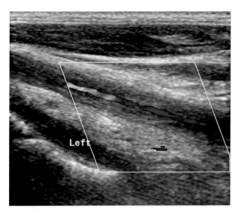 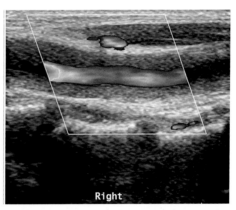

图 2-10-1　双侧颈总动脉管壁弥漫性、不均匀性增厚，管腔不规则狭窄，血流束变细、不规则

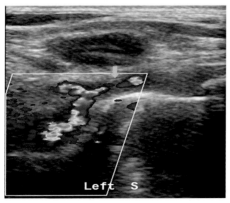 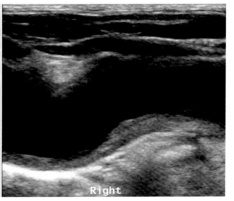

图 2-10-2　双侧锁骨下动脉管壁弥漫性、不均匀性增厚，左侧管腔不规则狭窄（ ⬆ ），右侧管腔未见明显狭窄

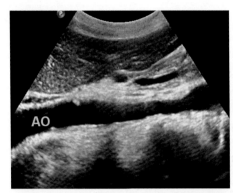
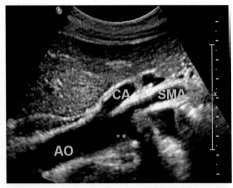

图 2-10-3　腹主动脉、肠系膜上动脉起始段管壁弥漫性增厚，腹主动脉内径宽窄不一，未见明显狭窄

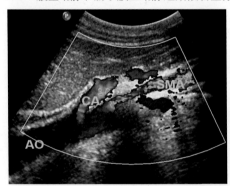
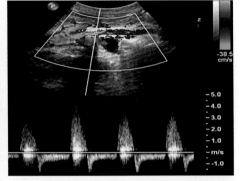

图 2-10-4　肠系膜上动脉起始段管腔狭窄，局部血流速度增快 Vmax=498cm/s

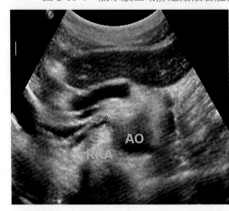
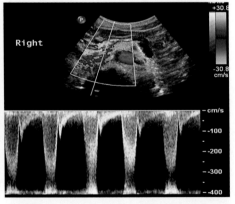

图 2-10-5　右肾动脉起始处管壁毛糙增厚，管腔狭窄，内径为 0.3cm，Vmax=345cm/s

　　超声诊断　双侧颈总动脉管壁弥漫性、不均匀性增厚，管腔不规则狭窄（图 2-10-1）；双侧锁骨下动脉管壁弥漫性增厚，左侧锁骨下动脉管腔狭窄（图 2-10-2）；腹主动脉、肠系膜上动脉起始段管壁弥漫性增厚，肠系膜上动脉起始处狭窄（图 2-10-3、图 2-10-4）；右肾动脉起始处管腔狭窄（图 2-10-5），考虑大动脉炎（广泛型）。

※ 其他影像——CTA

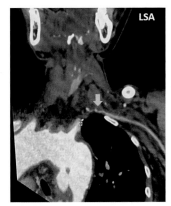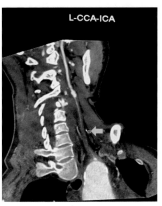

图 2-10-6　左侧锁骨下动脉及左侧颈总动脉无明显造影剂充盈

CT诊断　大动脉炎，扫描所及血管弥漫受累，左侧颈总及锁骨下动脉近似闭塞（图 2-10-6）。

※ 临床

内科对症治疗。

病　例 2

※ 病史

患者女性，45岁，间断头晕、视物模糊2年。偶有头痛、乏力，近1月乏力明显，10余天前出现头晕、黑矇，数秒后缓解。查体：左侧颈动脉搏动未触及，听诊无明显血管杂音，右侧颈动脉搏动明显，可闻及明显的血管杂音。

※ 超声

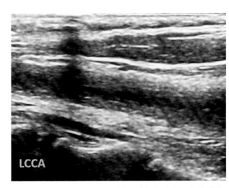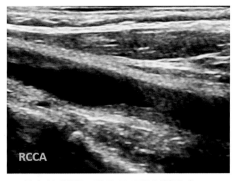

图 2-10-7　双侧颈总动脉管壁弥漫性、不均匀性增厚，管腔呈不规则性狭窄

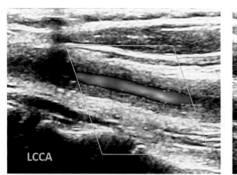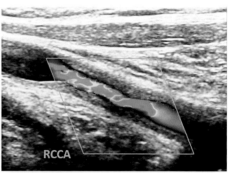

图 2-10-8　双侧颈总动脉血流束变细、不规则，右侧管腔局部狭窄，狭窄处血流呈五彩花色，
Vmax=441cm/s，左侧血流速度减低，Vmax=31cm/s

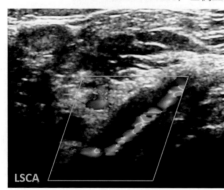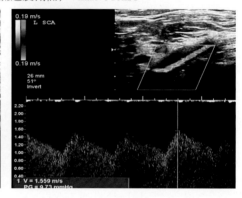

图 2-10-9　左侧锁骨下动脉管壁明显增厚，管腔变窄，血流束变细，局部血流速度加快，Vmax=156cm/s

　　超声诊断　左侧锁骨下动脉、双侧颈总动脉管壁增厚，管腔狭窄，考虑大动脉炎（图
2-10-7～图 2-10-9）。

※ 其他影像—CTA

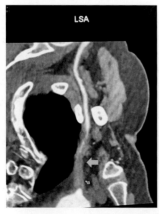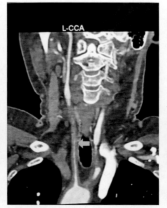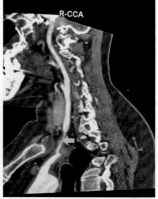

图 2-10-10　左侧锁骨下动脉、双侧颈总动脉造影剂充盈缺损

　　CT 诊断　大动脉炎，累及左侧锁骨下动脉、双侧颈总动脉（图 2-10-10）。

※ 临床

内科对症治疗。

病 例 3

※ 病史

患者女性,27岁,发现颈动脉狭窄 4 个月。体检时发现颈动脉狭窄,偶有头晕。查体:双上肢血压相差约 20mmHg,双侧颈部可闻及血管杂音。

※ 超声

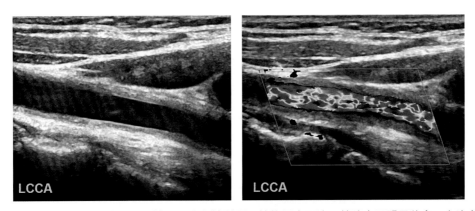

图 2-10-11 左侧颈总动脉管壁弥漫性、不均匀性增厚,结构层次不清,管腔未见明显狭窄,血流充盈好

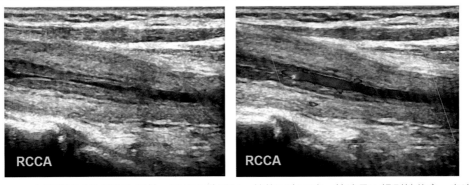

图 2-10-12 右侧颈总动脉管壁弥漫性、不均匀性增厚,结构层次不清,管腔呈不规则性狭窄,血流束变细、不规则

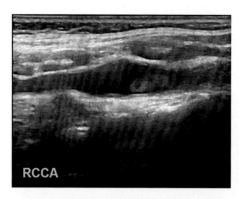
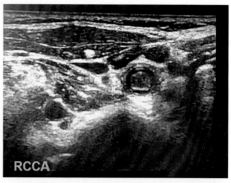

图 2-10-13　右侧颈总动脉部分管腔内透声差，可见不均质低回声团，有活动性

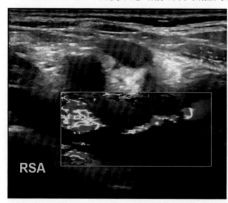
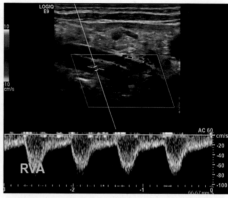

图 2-10-14　右侧锁骨下动脉起始处管壁弥漫性、不均匀性增厚，结构层次不清，可见细线样血流信号；
右侧椎动脉内径正常，血流充盈好，频谱完全反向

超声诊断　双侧颈总动脉管壁弥漫性增厚，右侧颈总动脉、锁骨下动脉管腔不规则狭窄，考虑大动脉炎（图 2-10-11、图 2-10-12）；右侧颈总动脉血栓形成（急性期）（图 2-10-13）；右侧锁骨下动脉窃血（Ⅲ期）（图 2-10-14）。

※ 其他影像—CTA

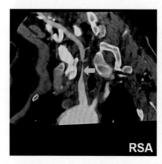
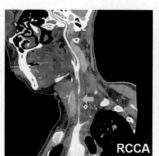
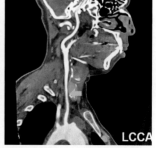

图 2-10-15　右侧锁骨下动脉、双侧颈总动脉造影剂充盈缺损

CT 诊断　大动脉炎，累及右侧锁骨下动脉、双侧颈总动脉（图 2-10-15）。

※ 临床

溶栓＋内科对症治疗。

<h1 style="text-align:center">病 例 4</h1>

※ 病史

患者女性，30 岁，发现血压升高 2 年。伴间断心悸、头晕。查体：血压 182/72mmHg，脐周闻及血管杂音。

※ 超声

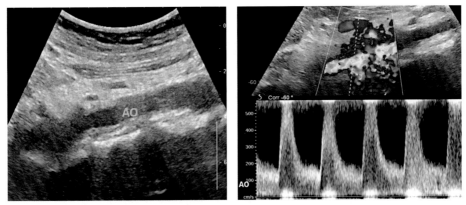

图 2-10-16　腹主动脉管壁弥漫性增厚，局部管腔狭窄，血流速度加快，Vmax=521cm/s

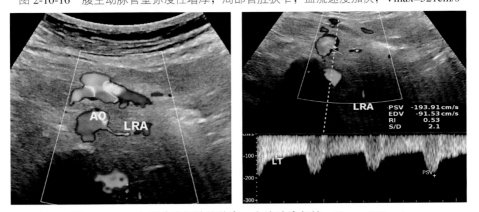

图 2-10-17　左肾动脉起始处狭窄，血流速度加快，Vmax=193cm/s

超声诊断　腹主动脉管壁弥漫性增厚、近心段狭窄，左肾动脉起始处狭窄，考虑大动脉炎（图 2-10-16、图 2-10-17）。

※ 其他影像——CTA

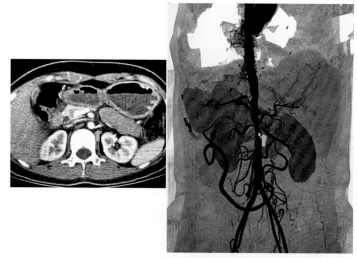

图 2-10-18 左肾动脉起始处造影剂充盈缺损，管腔狭窄

CT 诊断 大动脉炎，累及胸、腹主动脉及左肾动脉（⬆）（图 2-10-18）。

※ 临床

左肾动脉支架 + 内科对症治疗。

病 例 5

※ 病史

患者女性，28 岁，发热、头痛 1 年余。查体：颈动脉走行区可闻及收缩期血管杂音。

※ 超声

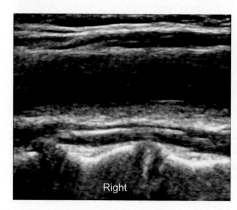
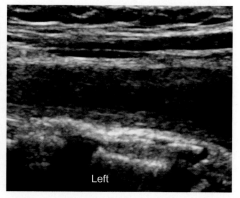

图 2-10-19 双侧颈总动脉管壁正常的三层结构模糊不清，全层弥漫、不规则性增厚，呈等、低回声

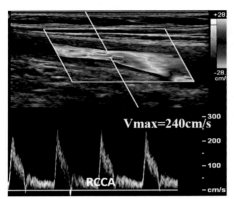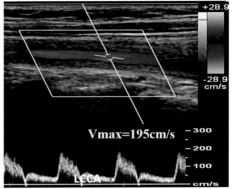

图 2-10-20 彩色血流束变细，频谱示血流速度加快

超声诊断 双侧颈总动脉管壁弥漫性增厚，管腔狭窄（狭窄率为 50% ~ 69%），考虑大动脉炎（图 2-10-19、图 2-10-20）。

※ 其他影像——CTA

CT 诊断 双侧颈总动脉管壁弥漫性增厚，管腔轻度狭窄，符合大动脉炎改变。

※ 临床

内科对症治疗。

病 例 6

※ 病史

患者女性，30 岁，间断头晕、黑蒙、晕厥、肢体无力 6 个月。查体：颈部可闻及收缩期杂音。

辅助检查：血常规：白细胞 14×10^9/L，中性粒细胞比率 73.6%。

※ 超声

超声诊断 双侧颈总动脉管壁弥漫性不规则增厚，考虑大动脉炎（图 2-10-21）。

※ 其他影像——CTA

CT 诊断 双侧颈总动脉管壁弥漫性增厚，管腔重度狭窄，符合大动脉炎改变。

※ 临床

内科对症治疗。

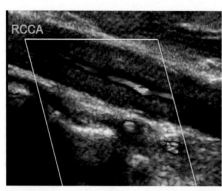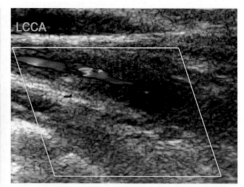

图 2-10-21　双侧颈总动脉管壁正常的三层结构模糊不清，全层弥漫、不规则性增厚，呈低回声，管腔狭窄，血流束变细

※ 评述

疾病概述

◆ 多发性大动脉炎（Takayasu arteritis，TA）是一种原因不明的、多发性、慢性进行性、非特异性的动脉炎症性疾病。

◆ 好发于青年女性，男女比例为 1∶3。

◆ 病因：①自身免疫因素；②遗传因素；③内分泌（性激素）因素。

病理生理

大动脉炎主要累及含弹性纤维的大、中动脉，最多发生于主动脉弓及其分支，其次为胸、腹主动脉和肾动脉（图 2-10-22）。

病理变化

◆ 从外至内累及血管全层的动脉炎。

◆ 浆细胞、淋巴细胞浸润。

◆ 纤维结缔组织增生。

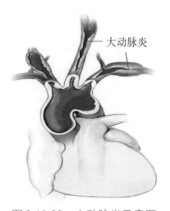

图 2-10-22　大动脉炎示意图

临床表现

◆ 急性期：全身不适、发热、多汗、肌肉关节痛、食欲下降、血沉增快等非特异性
  表现，临床容易误诊。

◆ 慢性期：大动脉狭窄甚至闭塞，器官、组织缺血性表现。

治疗

◆ 内科治疗（主要治疗手段）：抗炎，使用激素、免疫抑制剂，扩血管、降低血液黏
  度等。

◆ 外科治疗：介入、手术治疗。

临床分型

◆ 头臂型（主动脉弓综合征）（图 2-10-23）

（1）多见，累及主动脉及其向头臂发出的三条动脉。

（2）单侧或双侧，一般左侧多于右侧。

（3）可表现为上肢、眼及脑缺血症状：上肢麻木无力、手指发凉、视力下降、短暂性
脑缺血发作、眩晕、头痛等，严重者可出现抽搐、偏瘫、昏迷等。

（4）体征：上肢动脉脉搏减弱或消失；上肢血压测不出或双侧压差增大；颈部、锁骨
下血管杂音。

◆ 胸腹主动脉型（图 2-10-24）

（1）主要累及降主动脉和（或）腹主动脉，可累及肾动脉。

（2）表现为双下肢动脉供血不足为主要症状：下肢发凉、双下肢麻木无力、间歇性跛
行等；肾动脉受累出现高血压。

（3）体征：下肢动脉搏动减弱或消失；下肢血压测不出或偏低；上肢血压偏高；胸骨
左缘、剑突下、脐上或背部肩胛间区可闻及收缩期血管杂音；肾动脉受累时肾动脉走行区
域可闻及血管杂音。

◆ 广泛型（图 2-10-25）

具有上述 2 种类型的特征，累及多部位动脉血管，即同时存在不同部位的病变和相应
的临床症状。

◆ 肺动脉型（图 2-10-26）

（1）本病合并肺动脉受累约占 50%，上述 3 种类型均可合并肺动脉受累，单纯累及肺
动脉者少见。

（2）肺动脉高压为晚期并发症。

（3）临床表现：心悸、气短，可出现心功能衰竭；听诊：肺动脉瓣区可闻及收缩期杂
音和肺动脉瓣第二心音亢进。

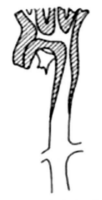

图 2-10-23　头臂型示意图

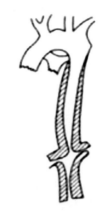

图 2-10-24　胸腹主动脉型示意图

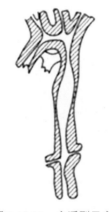

图 2-10-25　广泛型示意图

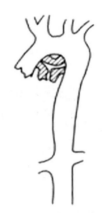

图 2-10-26　肺动脉型示意图

诊断方法

◆ 超声（二维超声心动图及彩色多普勒超声）；

◆ 磁共振成像（MRI）及血管成像（MRA）；

◆ CT 及 CTA；

◆ 动脉血管造影检查：最具权威的检查方法，是诊断多发性大动脉炎的"金标准"。

临床诊断标准

采用 1990 年美国风湿病学会的标准：

（1）发病年龄≤40 岁：40 岁前出现症状或体征。

（2）肢体间歇性运动障碍：活动时，一个或多个肢体出现乏力、不适，或症状加重，尤以上肢明显。

（3）肱动脉搏动减弱：一侧或双侧肱动脉搏动减弱。

（4）血压差＞10mmHg：双侧上肢收缩压差＞10mmHg。

（5）锁骨下动脉或主动脉杂音：一侧或双侧锁骨下动脉或主动脉可闻及杂音。

（6）血管造影异常：主动脉一级分支或上下肢近端的大动脉狭窄或闭塞，病变常为局灶或节段性，且不是由动脉硬化、纤维肌发育不良或类似原因引起。

符合上述 6 项中的 3 项者可诊断本病。

超声表现

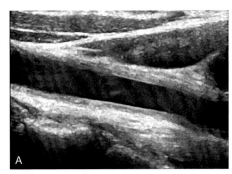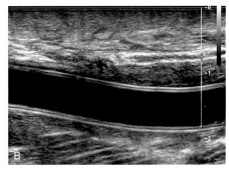

图 2-10-27　多发性大动脉炎管壁弥漫性不规则增厚，动脉管壁三层结构消失（图 A）；正常动脉管壁结构（图 B）

◆ 主要累及主动脉的大中分支。

◆ 动脉管壁弥漫性、局限性不规则增厚，正常动脉管壁三层结构消失（图 2-10-27A、图 2-10-27B）。

◆ 弥漫性狭窄时血流束变细，局限性狭窄时血流速度加快。

鉴别诊断（表 2-10-1、表 2-10-2）

表 2-10-1　动脉粥样硬化与大动脉炎鉴别诊断

	动脉粥样硬化（AS）	大动脉炎（TA）
好发人群	中老年	中青年女性
病理特点	内中膜增厚，多发附壁斑块	管壁弥漫性、局限性增厚，正常三层结构消失
病变特点	多为偏心性狭窄	多为向心性狭窄或闭塞
累及部位	大动脉分叉处	主要累及主动脉的大中分支

表 2-10-2　血栓闭塞性脉管炎与大动脉炎鉴别诊断

	血栓闭塞性脉管炎（Buerger病）	大动脉炎（TA）
好发人群	青壮年男性（以吸烟者为多）	中青年女性
病理特点	内膜不光滑、管壁不均匀性增厚，呈节段性，多发钙化	管壁弥漫性、局限性增厚，正常三层结构消失
累及部位	主要累及四肢，尤其是下肢的中小动脉	主要累及主动脉的大中分支

第十一节　血栓闭塞性脉管炎

※ 疾病概述

◆ 血栓闭塞性脉管炎，又称 Buerger 病，是一种侵犯四肢中小动脉和静脉并且呈节段性、周期性发作的炎症和血栓并存的疾病。

◆ 好发于下肢，20 ~ 40 岁吸烟男性多见。

◆ 吸烟是该病发生的主要原因。

◆ 病变初期多发生于远侧肢体动、静脉，病情进展可逐渐累及腘、股、髂、肱动脉。

病理变化

◆ 早期：动脉内膜增厚伴管腔内血栓形成。

◆ 晚期：动、静脉周围显著纤维化，伴侧支循环形成，如管腔完全闭塞而侧支循环未建立，远端肢体将坏疽。

临床表现

◆ 局部缺血期：间歇性跛行，皮肤变白发凉、肢体麻木，脉搏减弱。

◆ 营养障碍期：典型的静息痛，动脉搏动消失，营养障碍。

◆ 组织坏死期：趾或指端发黑、溃疡和干性坏死。

超声表现

◆ 多以腘动脉以下病变为主，呈节段性，正常与异常部分分界明显：①正常动脉段与病变段交替；②在病变段之间可有正常动脉段；③病变的近心端与远心端动脉正常。

◆ 病变动脉段管壁不均匀性增厚，管腔不均匀变细甚至闭塞，彩色血流间断性变细或消失。

治疗

一般治疗、药物治疗、手术治疗、高压氧舱治疗。

病 例 1

※ 病史

患者男性，31 岁，间歇性跛行，动脉搏动减弱。

※ 超声

超声诊断　右侧胫前、胫后、腓动脉节段性异常改变，考虑血栓闭塞性脉管炎（图 2-11-1）。

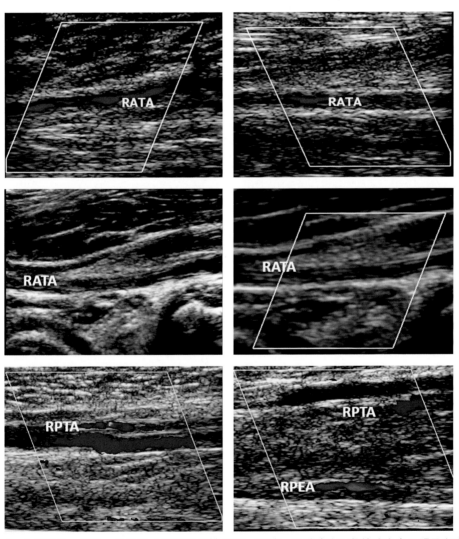

图 2-11-1　右侧胫前、胫后、腓动脉内膜不均匀性增厚，胫前、胫后动脉下段管腔内未见明显血流信号，余管腔内血流束节段性变细、不规整

病 例 2

※ 病史

患者男性，34 岁，间歇性跛行伴双下肢发凉、麻木。

※ 超声

超声诊断 双侧胫前动脉节段性异常改变，考虑血栓闭塞性脉管炎（图 2-11-2）。

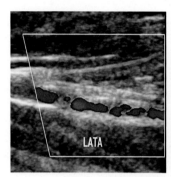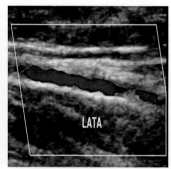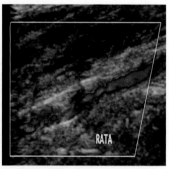

图 2-11-2 双侧胫前动脉内膜不均匀性增厚，管腔节段性狭窄，血流束变细

超声价值 超声可准确、直观地显示血管闭塞性动脉炎受累的范围和程度，并能判断血流动力学改变，有助于对疾病的分期和疗效的判断。

第十二节 真性动脉瘤

病 例

※ 病史

患者男性，59 岁，无意中发现腹部搏动性包块。

※ 超声

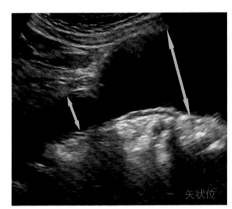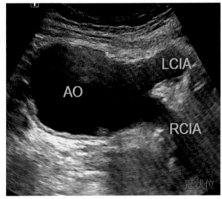

图 2-12-1 腹主动脉下段管腔增宽，呈瘤样扩张，宽约 3.5cm，与正常的腹主动脉相连续，近心端内径为 1.8cm，两者比值大于 1.5

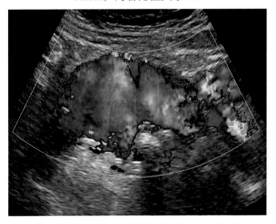

图 2-12-2 瘤体内血流充盈好，色彩暗淡

超声诊断 腹主动脉瘤（真性）（图 2-12-1、图 2-12-2）。

※ 其他影像——CTA

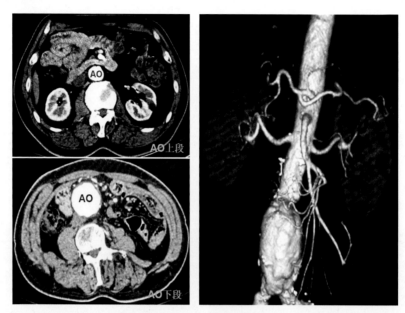

图 2-12-3　腹主动脉下段瘤样扩张

CT 诊断　腹主动脉真性动脉瘤。

术中诊断　腹主动脉瘤（图 2-12-3）。

※ 评述

疾病概述

◆ 真性动脉瘤是由于主动脉壁的薄弱引起的动脉管腔局限性显著扩张，基本病变为动脉中膜破坏（图 2-12-4）。

◆ 主要临床表现：搏动性肿块、压迫症状。

◆ 好发部位：常见于升主动脉、腹主动脉。

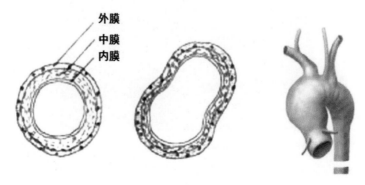

图 2-12-4　真性动脉瘤示意图

引自：曹海根，王金锐．实用腹部超声诊断学 [M]．北京：人民卫生出版社，2011．

病因

◆ 动脉粥样硬化：最常见原因，好发于 50 岁以上者。

◆ 感染：以梅毒最多见，常侵及胸主动脉。

◆ 先天性：以主动脉窦瘤为主。

◆ 其他：巨细胞主动脉炎，白塞病。

超声诊断要点

◆ 二维超声心动图：病变段动脉呈梭形或囊状膨大，常为正常部位内径的 1.5 倍以上，管壁连续，两端与未扩张的动脉壁相延续，可合并血栓或粥样硬化。

◆ CDFI：血流充盈好，色彩暗淡，信号紊乱。

◆ PW：血流缓慢。

鉴别诊断

表 2-12-1 真性动脉瘤与假性动脉瘤鉴别诊断

	假性动脉瘤	真性动脉瘤
二维超声心动图	动脉壁不完整，周围囊性包块	动脉壁完整，瘤体与管壁延续，常有附壁血栓
病因	外伤	多伴有动脉硬化
CDFI	彩色旋流	局部血流紊乱
示意图		

超声价值

◆ 首选检查方法。

◆ 显示病变的大小、部位及有无附壁血栓。

◆ 动态随访观察。

另附病例 1

※ 病史

患者男性，72 岁，发现高血压 30 余年。

※ 超声

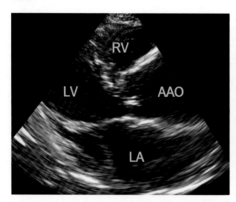 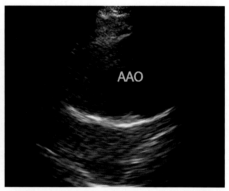

图 2-12-5　升主动脉呈瘤样扩张，内径宽约 5.5cm（弓部 2.5cm）

超声诊断　升主动脉瘤（图 2-12-5）。

另附病例 2

※ 病史

患者男性，32 岁，马方综合征。

※ 超声

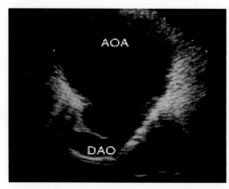 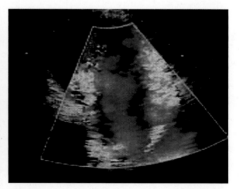

图 2-12-6　主动脉弓呈瘤样扩张，血流信号紊乱

超声诊断　主动脉弓瘤（图 2-12-6）。

另附病例 3

※ 病史

患者男性，65岁，发现左下腹搏动性包块 1 个月，既往糖尿病病史。

※ 超声

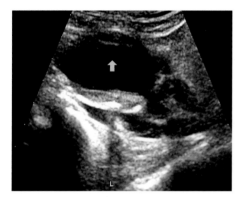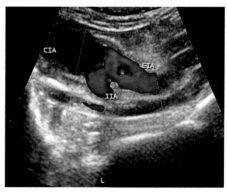

图 2-12-7 左侧髂总动脉呈瘤样扩张，附壁可见血栓（⬆）（IIA：髂内动脉）

超声诊断 左侧髂总动脉瘤伴血栓形成（图 2-12-7）。

另附病例 4

※ 病史

患者男性，30岁，发现左侧腘窝搏动性包块 2 年。

※ 超声

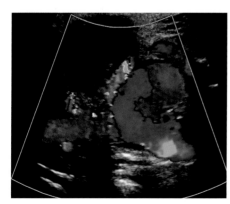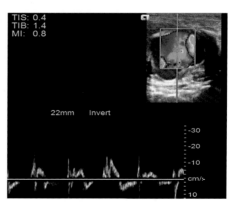

图 2-12-8 左侧腘动脉呈瘤样扩张，血流信号呈漩流，速度低

超声诊断 左侧腘动脉真性动脉瘤（图 2-12-8）。

第十三节　假性动脉瘤

病　例

※ 病史

患者男性，47 岁，行左下肢股动脉穿刺术，之后出现局部肿胀疼痛。

※ 超声

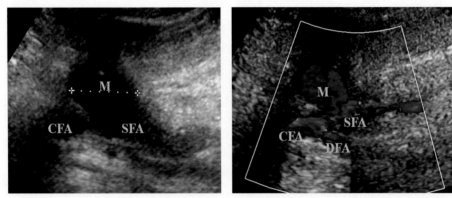

图 2-13-1　左下肢股浅动脉起始段旁囊性包块，大小为 3.1cm×2.6cm×2.5cm，与股浅动脉相通（DFA：
　　　　　股深动脉；M：包块）

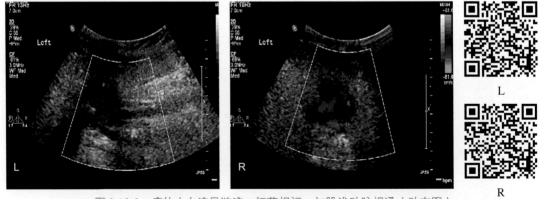

图 2-13-2　瘤体内血流呈漩流，红蓝相间，与股浅动脉相通（动态图）

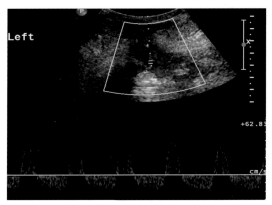

图 2-13-3 破口处双期双相血流

超声诊断 左侧股浅动脉起始段假性动脉瘤（图 2-13-1 ~图 2-13-3）。

术中诊断 左股浅动脉假性动脉瘤。

※ 评述

疾病概述

◆ 假性动脉瘤是由于动脉壁局限性破裂，血流经破裂处进入周围组织，局部纤维包裹形成（图 2-13-4）。

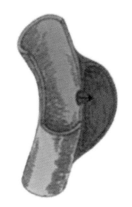

图 2-13-4 假性动脉瘤示意图

◆ 病因：外伤、医源性。

诊断要点

◆ 二维超声心动图：动脉壁连续性中断，其旁囊性包块，常合并血栓。

◆ CDFI：包块内漩流状态。

◆ PW：破口处双期双向血流。

鉴别诊断（表 2-12-1）

超声价值

◆ 首选检查方法。

◆ 显示病变的变化、大小、部位及有无附壁血栓。

◆ 动态随访观察。

另附病例1

※ 病史

患者男性，27 岁，发现左肘窝处肿物 1 个月余。既往慢性肾功能衰竭病史，长期行透析治疗；肘窝处人工瘘术后。

※ 超声

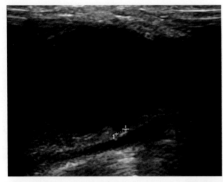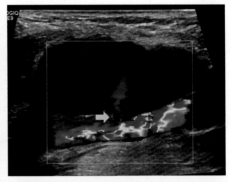

图 2-13-5　左肘窝处肱动脉旁囊性包块，范围为 4.0cm×2.7cm，与肱动脉相通，破口（↑）宽约 0.2cm

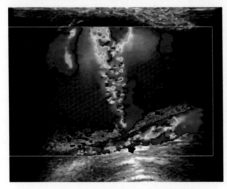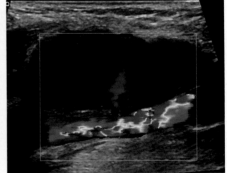

图 2-13-6　肱动脉旁囊性包块，内部血流紊乱，破口与肱动脉相通

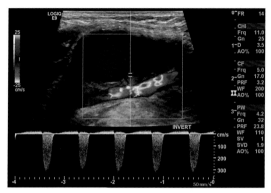

图 2-13-7　破口处 PW 取样，局部双期双向高速血流

超声诊断　左侧肱动脉假性动脉瘤（图 2-13-5 ~图 2-13-7）。

另附病例 2

※ 病史

患者女性，77 岁，发现左大腿包块伴疼痛 1 个月，既往高血压病史 20 年。

※ 超声

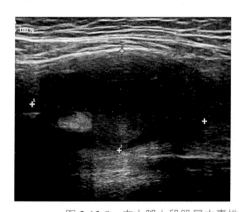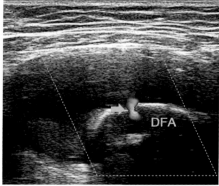

图 2-13-8　左大腿上段肌层内囊性为主包块，与股深动脉相通（↑）

超声诊断　左大腿股深动脉假性动脉瘤（图 2-13-8）。

第十四节　腹主动脉夹层动脉瘤

病　例 1

※ 病史

患者男性，50 岁，活动时突发胸背部疼痛，伴大汗、胸闷 3 小时。既往发现高血压 1 年，平素未口服药物治疗，血压控制欠佳。

※ 超声

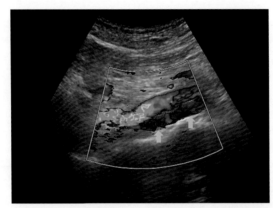

图 2-14-1　腹主动脉增宽，腔内可见一膜样结构（↑），将管腔分为真腔及假腔，真腔靠前，血流明亮，假腔靠后，血流暗淡

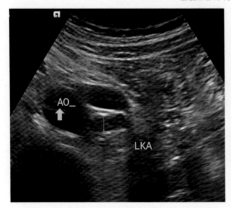
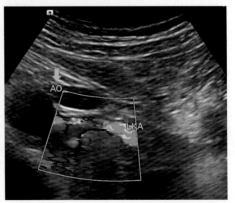

图 2-14-2　腹主动脉腔内膜样结构（↑）；左肾动脉内径增宽（0.7cm），腔内似可见内膜漂浮，血流大部分来源于真腔（↑），小部分来源于假腔（↑）

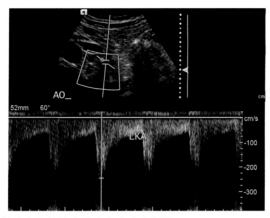

图 2-14-3 左肾动脉起始处真腔内血流速度加快，Vmax=250cm/s，狭窄率＞60%

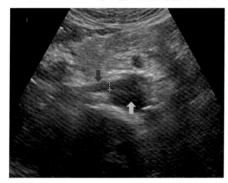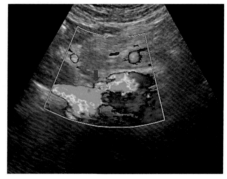

图 2-14-4 腹主动脉夹层横断面（⬆）；右肾动脉起源于真腔（⬆）

超声诊断 腹主动脉夹层（图 2-14-1、图 2-14-2）累及左肾动脉起始处，并局部管腔狭窄（狭窄率＞60%）（图 2-14-3、图 2-14-4）。

※ 其他影像——CTA

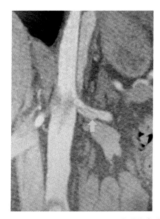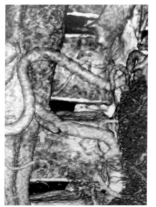

图 2-14-5 左肾动脉可见线状充盈缺损

CT 诊断 腹主动脉夹层，左肾动脉受累（图 2-14-5）。

<h1 style="text-align:center">病 例 2</h1>

※ 病史

患者男性，53岁，胸部及腰背部持续性撕裂样疼痛5小时。既往高血压病史3年，未系统治疗。

※ 超声

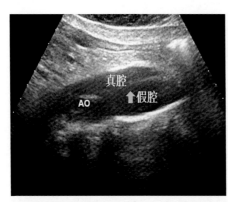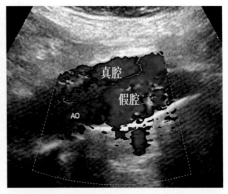

图 2-14-6 腹主动脉增宽，腔内可见一膜样结构（ ⬆ ），将管腔分为真腔及假腔，真腔较窄（靠前，为明亮红色血流）、假腔较宽（靠后，为较暗淡蓝色血流）
因病情紧急，未仔细观察主要分支情况

超声诊断 腹主动脉夹层（图 2-14-6）。

本例心脏超声提示 升主动脉、主动脉弓内膜撕裂，考虑主动脉夹层（De Bakey I 型）。

手术治疗 腹主动脉造影＋夹层覆膜支架腔内隔绝术。

术后超声表现

超声诊断 腹主动脉夹层支架置入术后，血流充盈好；腹腔干、肠系膜上动脉及双肾动脉起源于真腔，起始段血流充盈好（图 2-14-7～图 2-14-9）。

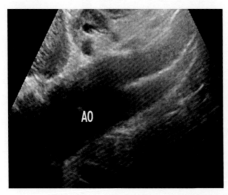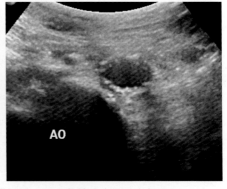

图 2-14-7 腹主动脉近心段撕裂内膜漂浮，远心段管腔内可见支架置入

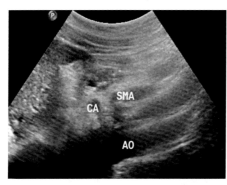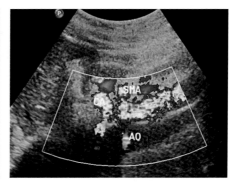

图 2-14-8 腹腔干、肠系膜上动脉起源于真腔，血流通畅

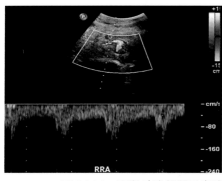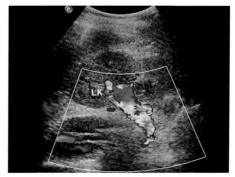

图 2-14-9 双肾动脉起源于真腔，血流通畅，肾动脉血流频谱正常

※ 评述

疾病概述

◆ 腹主动脉夹层一般为升主动脉和（或）胸主动脉夹层延伸形成。

◆ 一般有高血压病史，主要症状为撕裂样疼痛。

◆ 病情危急，及时诊断、治疗非常重要，诊断成立后立即给予降压治疗，同时行 CTA 全面检查，明确夹层累及范围，为制定临床治疗方案提供资料。

超声表现

◆ 腹主动脉管径增宽，腔内有撕裂内膜，被分为真、假两腔。

◆ 真腔窄，血流快，色彩明亮；假腔内血流慢，合并血栓时，无血流显示。

超声价值

◆ 病情危急，应尽快明确是否夹层。

◆ 依病情，尽可能快速全面扫查。

◆ 应报危急值。

◆ 要想到，要看到，尽可能完善诊断内容，提示进一步检查。

◆ 术后评估。

第十五节　血管支架术后再狭窄

病 例 1

※ 病史

患者男性，73 岁，间歇性跛行，行右下肢股总、股浅动脉支架置入术，两年后再次出现间歇性跛行。

※ 超声

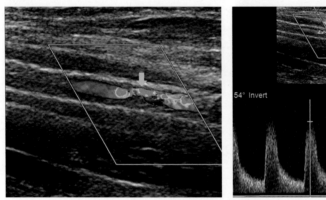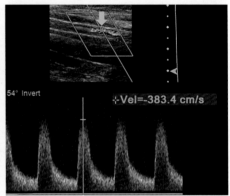

图 2-15-1　股浅动脉支架内透声差，血流偏心走行，局部管腔狭窄（⬆）血流花色，Vmax=383cm/s，直径狭窄率约 70%

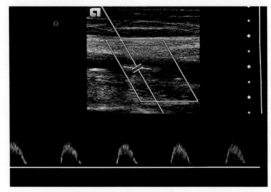

图 2-15-2　狭窄远心段频谱 "小慢波"

超声诊断　右下肢股浅动脉内支架再狭窄（图 2-15-1、图 2-15-2）。

CT 诊断　右下肢股浅动脉支架置入术后，支架内中 - 重度狭窄。

病 例 2

※ 病史

患者男性，62 岁，间歇性跛行，行右下肢股总、股浅动脉支架置入术，3 个月后复查。

※ 超声

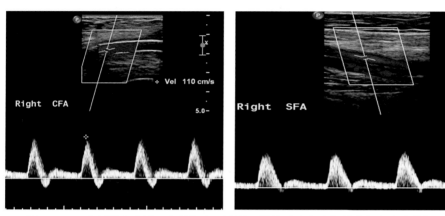

图 2-15-3　支架置入术后 3 个月复查，股总、股浅动脉内支架透声好，血流通畅

超声诊断　支架置入术后 3 个月，支架血流通畅，未见异常（图 2-15-3）。

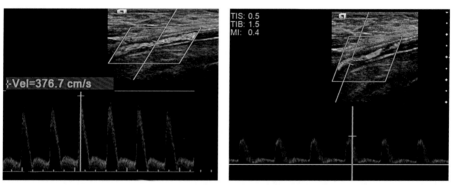

图 2-15-4　支架置入术后 15 个月复查，股总动脉内支架低回声充填，血流束变细，流速增快，
PSV=377cm/s，支架内再狭窄，直径狭窄率约 50%

超声诊断　支架置入术后，支架内再狭窄（狭窄率约 50%）（图 2-15-4）。

※ 评述

疾病概述

◆ 动脉支架置入术已成为动脉狭窄或闭塞性疾病的主要治疗手段，但术后再狭窄影响远期疗效。

◆ 术后 6 个月以内支架内再狭窄的主要原因是脂质沉积，6 个月以后支架内再狭窄的主要原因为脂质沉积、纤维组织增生、纤维帽破裂、血栓形成等。

◆ 覆膜支架发生于两端，裸支架可全程发生（图 2-15-5）。

◆ 再狭窄的发生与手术方式选择、患者生活习惯（抽烟、饮酒等）、基础疾病、器材选择、远端血管通畅情况高度相关。

◆ 再狭窄的危险因素：高龄、炎症。

◆ 再狭窄最早可在术后 1 个月内发生，6 个月内发生率最高。

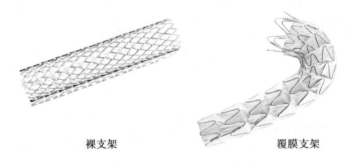

裸支架　　　　　　　　　　　覆膜支架

图 2-15-5　支架大体图：裸支架为金属镂空支架，覆膜支架在裸支架基础上附有药物膜，正常情况下二者超声表现相同

支架正常超声表现（图 2-15-6）

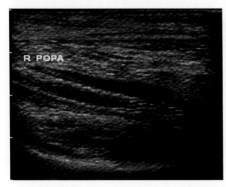 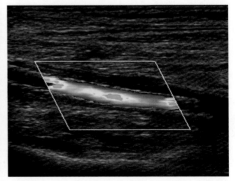

图 2-15-6　二维超声心动图：支架内管腔透声好，管内壁回声均匀；CDFI：血流束均匀走行，色彩均匀一致

术后超声观察指标

支架管腔、管壁，腔内血流、流速，支架内流速的一致性，与术后即时基线流速的比较（图 2-15-7）。

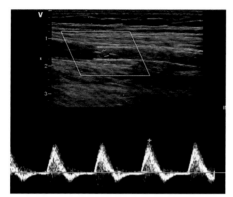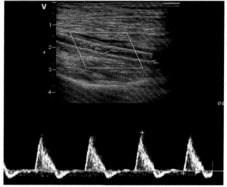

图 2-15-7　频谱：支架各处流速及频谱形态无明显差别

支架内再狭窄超声表现

◆ 二维超声心动图：支架内透声差，实性回声充填，管壁增厚。

◆ 彩色多普勒超声心动图：血流束变形、变细，局部花色。

◆ 频谱多普勒超声心动图：狭窄处血流速度增快，远段呈"小慢波"，局部峰值流速升高是最早出现的异常指标，支架内流速不一致，支架内流速与术后即时基线值不一致。

超声价值

◆ 无创、简单、无辐射、实时、定量、确诊需要 DSA/CTA。

◆ 常于术后 1 个月、3 个月、6 个月后进行超声复查。

第十六节 颈动脉内膜剥脱术后随访

病 例 1

※ 病史

患者男性，62岁，间断头晕1年，偶伴恶心、呕吐。

※ 超声

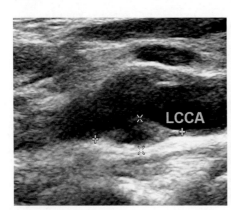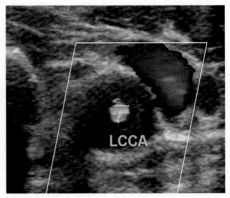

图 2-16-1 左侧颈动脉多发斑块，较大者位于颈总动脉窦部，呈低回声，斑块致局部管腔狭窄，血流束变细

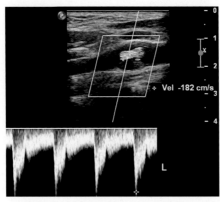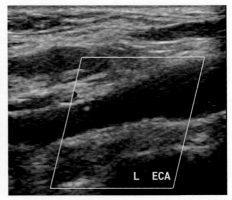

图 2-16-2 左侧颈总动脉窦部血流速度增快，Vmax=182cm/s，左侧颈外动脉管腔内透声差，星点状血流信号

超声诊断 左侧颈总动脉窦部狭窄（狭窄率为50%~69%）；左侧颈外动脉近闭塞（图2-16-1、图2-16-2）。

术后随访 行颈动脉内膜剥脱术，术后 3 个月，复查超声。

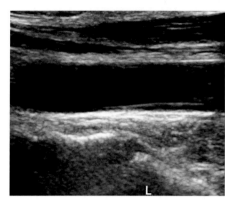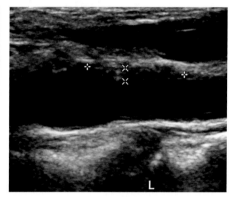

图 2-16-3 颈总动脉近窦部前壁斑块，管腔无明显狭窄

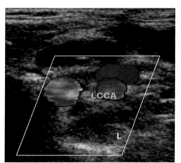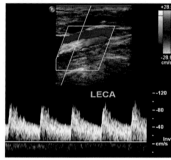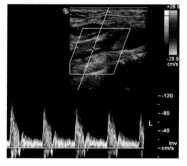

图 2-16-4 管腔通畅，彩色血流充盈好

超声诊断 左侧颈动脉内膜剥脱术后，血流通畅（图 2-16-3、图 2-16-4）。

病 例 2

※ 病史

患者男性，60 岁，间断胸闷 1 年，发作性行走偏斜 10 个月。

※ 超声

超声诊断 颈动脉硬化伴多发斑块；右侧颈内动脉起始处狭窄（狭窄率为 70% ~ 99%）（图 2-16-5 ~图 2-16-7）。

术后随访 行颈动脉内膜剥脱＋补片成形术，术后 3 天，右颈部肿胀明显，超声复查。

超声诊断 右颈动脉内膜剥脱术后，切口局部血肿形成可能（图 2-16-8）。

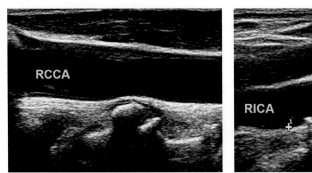
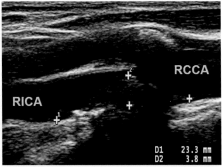

图 2-16-5　右侧颈动脉附壁多发斑块，较大者位于颈总动脉至颈内动脉起始处后壁，为混合回声，大小为 2.3cm×0.38cm

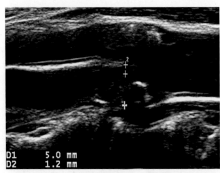
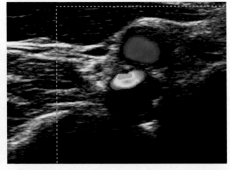

图 2-16-6　斑块致局部管腔狭窄，血流束变细，充盈缺损

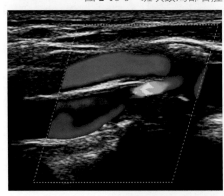
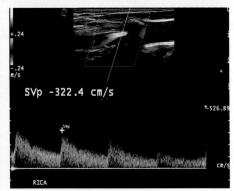

图 2-16-7　斑块致局部管腔狭窄，血流束变细，速度增快，Vmax=322cm/s

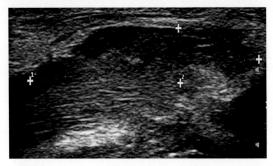

图 2-16-8　右颈部皮下可见不均质低回声区，边界清楚，形态不规则

术后 3 个月复查

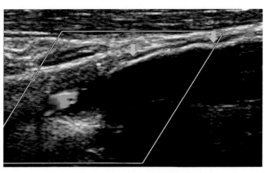

图 2-16-9　皮下血肿消失，颈动脉内可见补片回声（⬆），位置正常

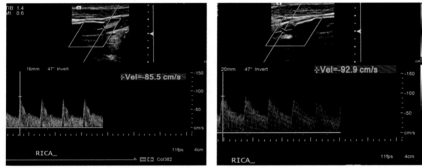

图 2-16-10　治疗处血管管腔通畅，彩色血流充盈好，频谱形态正常

超声诊断　右侧颈动脉内膜剥脱术后，血流通畅（图 2-16-9、图 2-16-10）。

病 例 3

※ **病史**

患者女性，54 岁，双下肢间歇性跛行 3 年，间断头晕 1 年，既往 2 型糖尿病病史 3 年，高血压病史 3 年。

※ **超声**

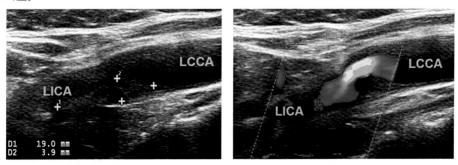

图 2-16-11　左侧颈内动脉起始处低回声斑块，大小为 1.9cm×0.39cm，致局部管腔狭窄，血流紊乱，呈花色

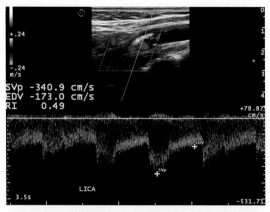

图 2-16-12　局部血流速度增快，Vmax=341cm/s

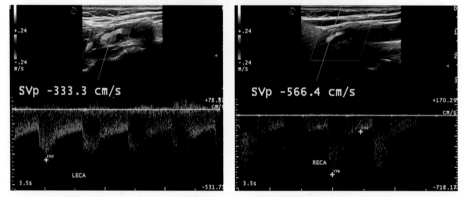

图 2-16-13　双侧颈外动脉起始处血流速度增快，左侧 Vmax=333cm/s，右侧 Vmax=566cm/s

超声诊断　双颈动脉硬化伴多发斑块；双侧颈外动脉及左侧颈内动脉狭窄（狭窄率为 70% ~ 99%）（图 2-16-11 ~图 2-16-13）。

术后随访　颈内动脉内膜剥脱术 + 补片成形术，1 年后复查。

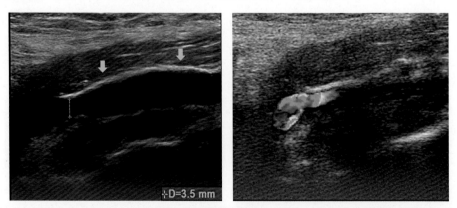

图 2-16-14　左侧颈动脉内膜剥脱术后，颈内动脉可见补片回声（⬆），补片远心端局部管径 0.35cm，血流紊乱，呈花色

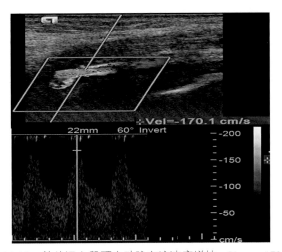

图 2-16-15　补片远心段颈内动脉血流速度增快，Vmax=170cm/s

超声诊断　左侧颈动脉内膜剥脱术后，颈内动脉中段管腔狭窄（图 2-16-14、图 2-16-15）。

病 例 4

※ 病史

患者男性，64 岁，间断头晕 2 年，加重 2 个月。伴恶心、呕吐，外院核磁及超声检查诊断为"脑梗死、颈动脉硬化闭塞症"，于我院行右颈内动脉内膜剥脱术，6 个月后复查。

※ 超声

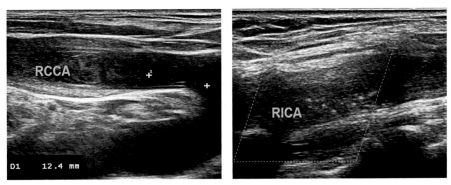

图 2-16-16　右侧颈动脉内膜剥脱术后，自颈总动脉起始处 1.2cm 至颈内动脉管壁增厚，管腔内透声差，可见不均质回声充填，未见血流信号

超声诊断　右侧颈动脉内膜剥脱术后，颈总动脉、颈内动脉起始段血栓栓塞（图 2-16-16）。

※ 其他影像

颈部 CTA 诊断　右侧颈总动脉闭塞，颈内外动脉纤细。

血管造影诊断　右侧颈总动脉近端闭塞。

※ 评述

疾病概述

颈动脉内膜剥脱术（carotid endarterectomy，CEA），即将颈动脉粥样硬化斑块切除。是目前临床外科手术治疗颈动脉硬化性狭窄的标准术式，可预防由斑块脱落引起的缺血性脑卒中。

◆ 包括：直接闭合动脉壁法、补片闭合动脉壁法。

◆ 术后超声检查主要目的为评定手术效果、诊断并发症、有无再狭窄及对侧疾病进展情况。

◆ 剥脱术的可能并发症：卒中、心血管意外、局部血肿、神经损伤等，超声可明确血肿范围。

◆ 剥脱术后再狭窄最常见部位为动脉壁切口处，剥脱术后再狭窄分为 3 种：

（1）术后一个月内（20%），可能由于病灶清理不足或技术问题所致。

（2）早期再狭窄（50%），术后两年内发生的再狭窄，多发生于术后一年内，主要由于内膜增生所致。内膜增生是动脉壁对损伤的反应，增生组织呈均质低回声，表面光滑、无钙化。

（3）晚期再狭窄（30%），两年后发生的狭窄，由于动脉粥样硬化再次形成斑块引起。

超声表现及价值

◆ 术后观察内容：管腔通畅性，有无斑块、血栓、再狭窄以及有无血肿。

◆ 剥脱术成功的声像图特征：狭窄部位的斑块完全去除，内膜结构消失，内径恢复正常。

◆ 术后早期：斑块切除处管壁局部凸起，局部血流紊乱。

◆ 血管壁修复期（术后 1~3 个月）：斑块切除部位血管壁再生、修复、重构，管壁凸起和血流紊乱消失。

◆ 超声可早期发现血栓。

◆ 超声在剥脱术术前、术中、术后有重要价值。

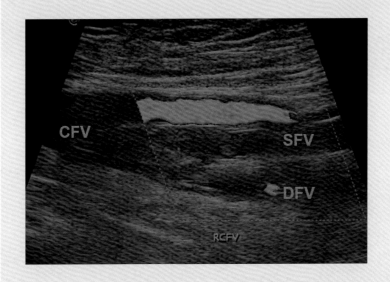

【第三章】

静脉疾病

第一节　下肢深静脉血栓

※ 评述

疾病概述

◆ 下肢深静脉血栓（deep venous thrombosis，DVT），是指静脉血液在下肢深静脉血管内的凝结。

◆ 静脉血栓形成的三大因素：静脉血流滞缓、静脉管壁损伤和血液高凝状态。

临床表现

◆ 非凹陷性肢体肿胀，多为非对称性。

◆ 疼痛，压痛，皮温升高。

◆ 血栓脱落可引发肺动脉栓塞。

◆ 陈旧性血栓瓣膜功能不全，浅静脉曲张。

超声表现

◆ 二维超声心动图

管腔内实质性回声，部分或全部占据血管腔。

（1）急性期为低回声，管腔增宽。

（2）慢性期血管变细，管壁增厚，血栓回声增强，瓣膜功能不全，管腔不能被压瘪。

◆ 彩色多普勒

（1）完全栓塞　病变处无血流信号。

（2）部分栓塞　血流变细，充盈不全。

◆ 频谱多普勒

（1）完全栓塞　病变处无多普勒信号。

（2）部分栓塞　在非栓塞部位取样，频谱呈连续性，不随呼吸运动变化；栓塞范围局限，高速连续性频谱；栓塞范围广泛，低速连续性频谱。

◆ 分期

（1）急性期（2周以内）　低回声或无回声，静脉内径增宽，管腔内无血流信号或极少量血流（图 3-1-1 ~图 3-1-3）。

（2）亚急性期（2周~6个月）　血栓回声增强，血栓缩小，管腔内径基本正常，血流部分恢复（图 3-1-4 ~图 3-1-6）。

（3）慢性期（6个月以上） 管腔内杂乱不均匀回声，管径小于正常，管壁不规则（图3-1-7、图3-1-8）。

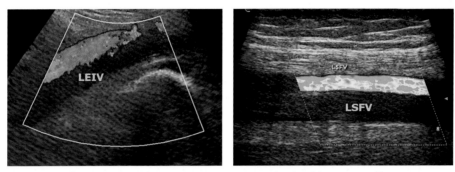

图 3-1-1　急性期血栓，血栓回声低，血管内径增宽，无血流信号

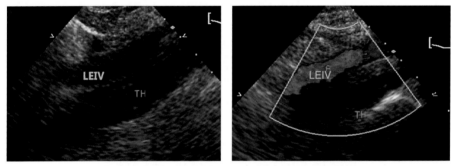

图 3-1-2　急性期血栓，髂静脉内径明显增宽，无血流信号

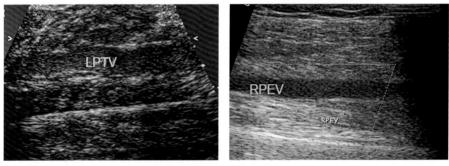

图 3-1-3　急性期血栓，血栓回声低，血管内径增宽，无血流信号

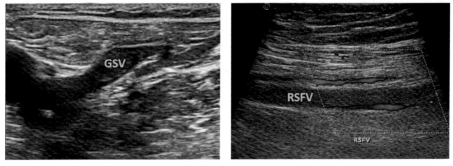

图 3-1-4　亚急性期血栓，血栓回声增强，血管内径基本正常，血流部分恢复

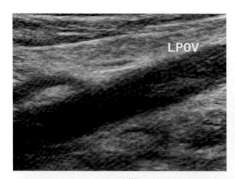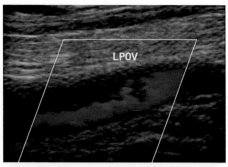

图 3-1-5 亚急性期血栓，血栓回声增强，血管内径基本正常，血流部分恢复

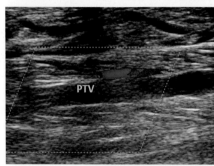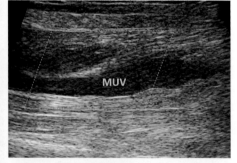

图 3-1-6 亚急性期血栓，血栓回声增强，血管内径基本正常（MUV：肌间静脉）

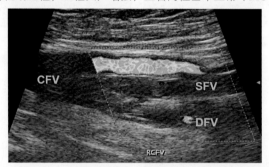

图 3-1-7 慢性期血栓，血管壁不规整，内部回声杂乱不均匀，管径小于正常

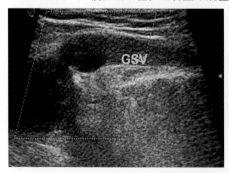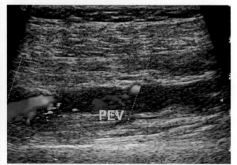

图 3-1-8 慢性期血栓，血管壁不规整，内部回声不均匀，血流杂乱

病 例 1

※ 病史

患者男性，78 岁，左下肢肿胀 1 周，小腿为著。

※ 超声

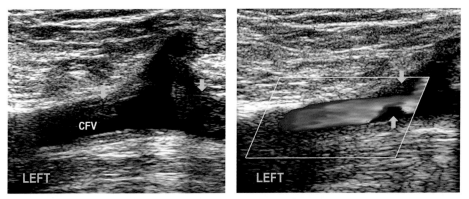

图 3-1-9 左侧股总静脉管壁欠光整，近大隐静脉入口处可见附壁低回声（⇧），局部血流充盈缺损

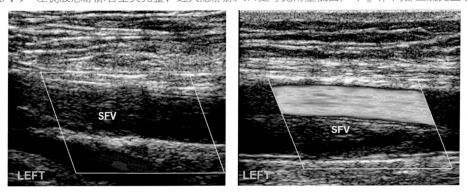

图 3-1-10 左侧股浅静脉管壁欠光整、管径增宽，管腔内低回声充填，无血流信号

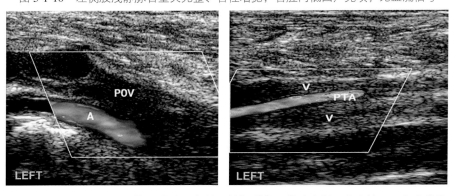

图 3-1-11 左侧腘、胫后静脉管壁欠光整、管径增宽，管腔内低回声充填，无血流信号

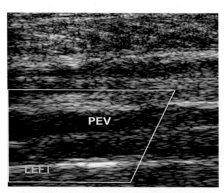
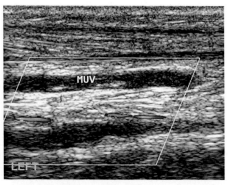

图 3-1-12　左侧腓静脉及小腿数支肌间静脉管径增宽，管腔内低回声充填，无血流信号

超声诊断　左侧股总、股浅、腘、胫后、腓静脉及数支肌间静脉血栓形成（急性，股总静脉部分栓塞，余静脉为完全栓塞）（图 3-1-9 ~图 3-1-12）。

※ 其他影像—CTA

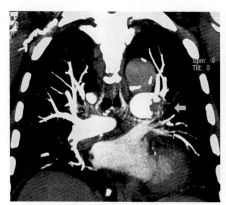
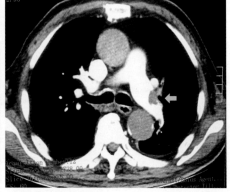

图 3-1-13　左肺动脉局部充盈缺损（⬆）

CT 诊断　左肺动脉栓塞（图 3-1-13）。

※ 检验（图 3-1-14）

检验数据 2017-07-25 17:22 凝血7项+血浆D-二聚体测定			
检验项目	结果	单位	异常	正常参考值范围
国际标准化比值	1.13		↑	0.8~1.1
活动度	85	%	-	80~160
活化部分凝血活酶时间	29.1	秒	-	25.1~36.5
凝血酶时间	14.1	秒	-	10.3~16.6
纤维蛋白原	4.01	g/L	-	2.38~4.98
抗凝血酶Ⅲ活性	90	%	-	83~128
D-二聚体	1637	ng/mL	↑	0~243

检验数据 2017-07-29 10:17 凝血7项+血浆D-二聚体测定			
检验项目	结果	单位	异常	正常参考值范围
国际标准化比值	1.12		↑	0.8~1.1
活动度	82	%	-	80~160
活化部分凝血活酶时间	33.2	秒	-	25.1~36.5
凝血酶时间	14.9	秒	-	10.3~16.6
纤维蛋白原	4.55	g/L	-	2.38~4.98
抗凝血酶Ⅲ活性	93	%	-	83~128
D-二聚体	985	ng/mL	↑	0~243

检验数据 2017-08-01 13:21 凝血7项+血浆D-二聚体测定			
检验项目	结果	单位	异常	正常参考值范围
国际标准化比值	1.07		-	0.8~1.1
活动度	89	%	-	80~160
活化部分凝血活酶时间	36.2	秒	-	25.1~36.5
凝血酶时间	15.4	秒	-	10.3~16.6
纤维蛋白原	4.38	g/L	-	2.38~4.98
抗凝血酶Ⅲ活性	89	%	-	83~128
D-二聚体	642	ng/mL	↑	0~243

图 3-1-14　三次复查 D- 二聚体示进行性下降，表明血栓趋于稳定

临床 行下腔静脉造影 +denali 滤器置入术，术后予抗凝治疗，3 个月后复查。

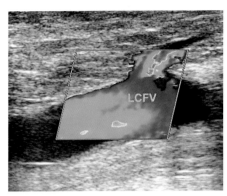 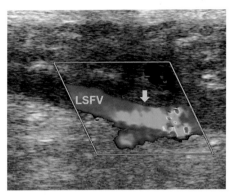

图 3-1-15 左侧股总静脉管壁光整，管腔内彩色血流充盈好；左侧股浅静脉管壁不光整，附壁可见等、低回声，局部彩色血流充盈缺损，血流束变细（⬆）

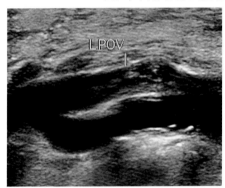 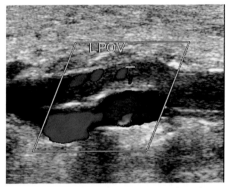

图 3-1-16 左侧腘静脉管壁毛糙，管腔内可见不均质等、低回声，断续、星点状血流信号

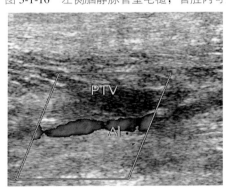 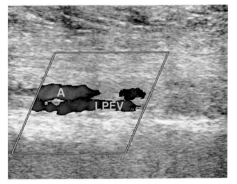

图 3-1-17 左侧胫后静脉管壁显示不清，管腔内为等、低回声充填，无血流信号；左侧腓静脉管壁不光整，血流充盈不完全

超声诊断 左侧股浅静脉、腘静脉、腓静脉及胫后静脉血栓，部分再通（亚急性）（图 3-1-15 ~ 图 3-1-17）。

病 例 2

※ 病史

患者女性，62 岁，10 年前行右乳癌根治术，之后左下肢深静脉血栓形成，住院治疗好转后出院，近半年左下肢肿胀。

※ 超声

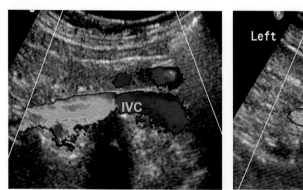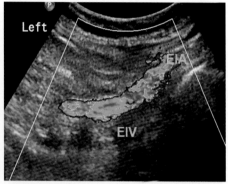

图 3-1-18 　下腔静脉管径正常，彩色血流充盈好，左侧髂外静脉管径细，管壁不规整，管腔内回声不均匀，无血流信号

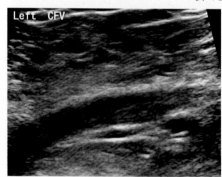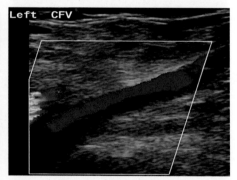

图 3-1-19 　左侧股总静脉管径细，管壁增厚，附壁条状等回声，血流充盈缺损，粗细不等

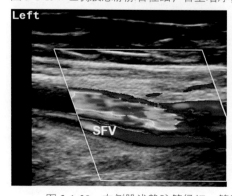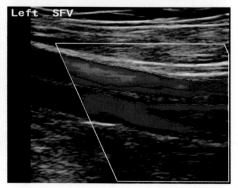

图 3-1-20 　左侧股浅静脉管径细，管壁增厚，附壁条状等低回声，血流束细

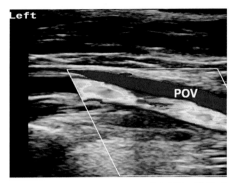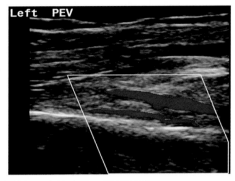

图 3-1-21　左侧腘、腓静脉管径细，血流束细，粗细不等

超声诊断　左侧髂外静脉、股总、股浅、腘、腓静脉血栓（陈旧性，部分栓塞）（图 3-1-18 ~图 3-1-21）。

※ **体会**

◆ 沿静脉走行观察。

◆ 观察血管内径、管腔内部回声、血流充盈情况。

◆ 调节仪器，清楚显示血栓。

◆ 纵横断面结合扫查。

◆ 加压试验时，探头适当施压，注意静脉腔压瘪程度（急性血栓避免加压，防止脱落，并上报危急值）。

◆ 诊断需结合病史。

第二节　孤立性小腿肌间静脉血栓

病　例

※ 病史

患者男性，35岁，右股骨骨折术后5天，右小腿憋胀。

※ 超声

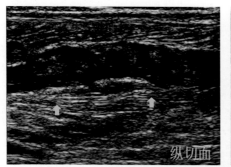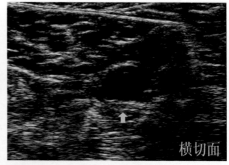

图3-2-1　右小腿肌间静脉管径明显增宽，管腔内低回声充填（⬆）

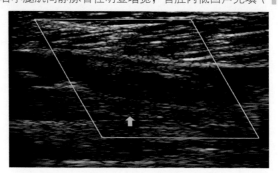

图3-2-2　肌间静脉内无血流信号（⬆）

超声诊断　右小腿肌间静脉血栓形成（急性期）（图3-2-1、图3-2-2）。

※ 评述

疾病概述

◆ 下肢深静脉主干血栓形成之前，小腿肌间静脉出现的血栓，称为孤立性小腿肌间静脉血栓。

◆ 占急性下肢深静脉血栓的 12% ~ 49%。

◆ 大多为原发性，常发生在手术后或长期卧床期间，多好发于腓肠肌和比目鱼肌内。

◆ 早期不影响血液回流，临床表现不明显，易漏诊（漏诊率约为 40%）。

◆ 小腿肌间静脉血栓若一周内不治疗，约 25% 发展为下肢深静脉主干血栓，可引起肺栓塞。

超声诊断要点

◆ 肌间静脉增宽。

◆ 内部低回声充填。

◆ 适度加压，管腔不能压瘪。

◆ 管腔内无血流信号。

◆ 上下扫查，与静脉管腔相延续。

鉴别诊断 肌间血肿：①外伤性，多有外伤史；②常伴有肌肉撕裂，血肿占据肌肉的一部分，探头挤压可变形，上下扫查与静脉不延续；③自发性，有抗凝治疗病史，肌纤维完整。

另附病例 1

※ 病史

患者女性，29 岁，产后 3 天，左小腿憋胀。

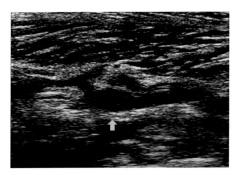 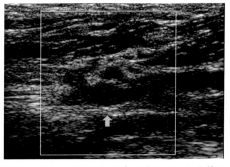

图 3-2-3 左小腿肌间静脉管径增宽，呈"树枝状"，管腔内低回声充填（ ⬆ ），无血流信号

超声诊断 左小腿肌间静脉血栓形成（急性期）（图 3-2-3）。

另附病例 2

※ 病史

患者男性，56 岁，腹部外伤后卧床一周，右小腿肿胀。

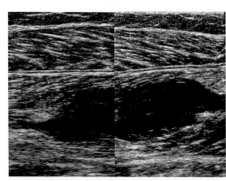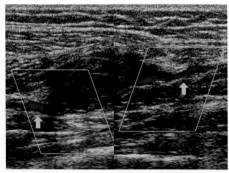

图 3-2-4　右小腿肌间静脉管径增宽，管腔内低回声充填，两端相延续的静脉内可见纤细血流（⬆）

超声诊断　右小腿肌间静脉血栓形成（急性期）（图 3-2-4）。

另附病例 3

※ 病史

患者女性，56 岁，脑梗后卧床半个月。

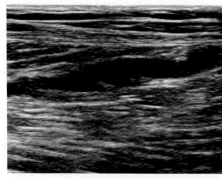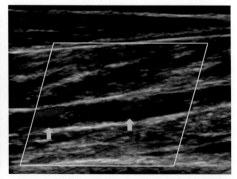

图 3-2-5　左小腿肌间静脉管径增宽，静脉管壁结构清晰，管腔内低回声充填，断续血流信号（⬆）

超声诊断　左小腿肌间静脉血栓形成（急性期）（图 3-2-5）。

第三节　原发性下肢静脉瓣功能不全

病 例 1

※ 病史

患者男性，59 岁，双下肢浅静脉曲张 10 余年，肿胀伴瘙痒 5 年余。

※ 超声

超声诊断　双侧隐股静脉瓣功能不全；双侧大隐静脉曲张（图 3-3-1、图 3-3-2）；右小腿下段穿静脉扩张（体表标记处）（图 3-3-3、图 3-3-4）。

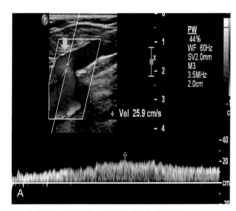
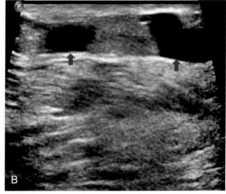

图 3-3-1　右侧大隐静脉入股静脉处（⬆）Valsalva 试验后可见反流，反流时间＞ 6s，反流峰速为 26cm/s（图 A）；右小腿段大隐静脉曲张，内透声好（⬆）（图 B）

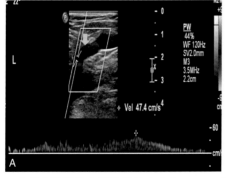
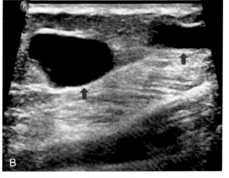

图 3-3-2　左侧大隐静脉入股静脉处（⬆）Valsalva 试验后可见反流，反流时间＞ 6s，反流峰速为 47cm/s（图 A）；左小腿段大隐静脉曲张，内透声好（⬆）（图 B）

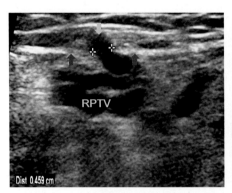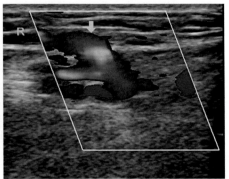

图 3-3-3　右小腿下段大隐静脉与胫后静脉之间可见一穿静脉扩张（⬆），穿筋膜处（⬆）内径为 0.46cm，内透声好，血流充盈好

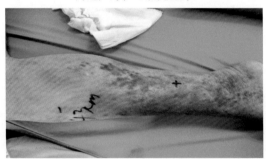

图 3-3-4　右小腿肿胀，色素沉着，下段穿静脉定位见体表（+）

※ 其他影像——DSA

双下肢静脉顺行造影　Valsalva 试验双侧大隐静脉重度反流，双下肢隐股静脉瓣功能不全（图 3-3-5）；双小腿多发浅静脉曲张；右小腿下段穿静脉沟通深浅静脉（图 3-3-6）。

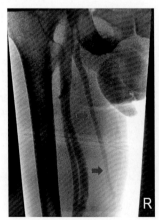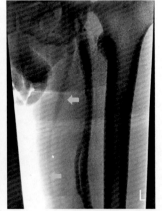

图 3-3-5　Valsalva 试验双侧大隐静脉重度反流，左侧（⬆），右侧（⬆）

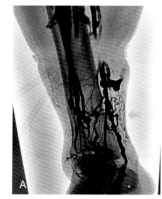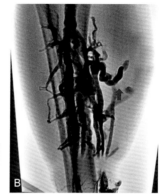

图 3-3-6 小腿段多发浅静脉曲张（⬆）（图 A）；右小腿下段穿静脉沟通深浅静脉（⬆），局部多发浅静脉曲张（图 B）

病 例 2

※ 病史

患者男性，71 岁，右下肢浅静脉曲张 20 年，部分迂曲呈蚯蚓状。

※ 超声

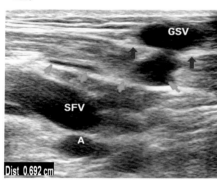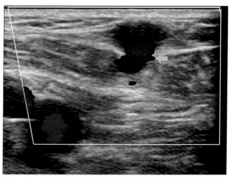

图 3-3-7 右侧大腿中段大隐静脉与股浅静脉之间可见一穿静脉扩张（⬆），穿筋膜处（⬆）内径为 0.69cm，内血流充盈好

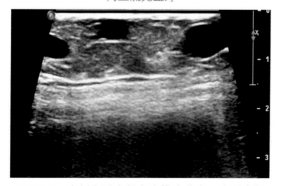

图 3-3-8 右侧大腿中段大隐静脉曲张，内透声好

超声诊断 右侧大腿中段大隐静脉与股浅静脉之间穿静脉扩张伴局部大隐静脉曲张（图 3-3-7、图 3-3-8）。

※ 其他影像——DSA

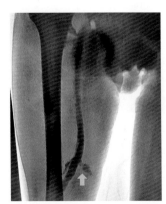

图 3-3-9 右侧股浅静脉中下段与大隐静脉间交通静脉显影（↑）

双下肢静脉顺行造影 右侧股浅静脉与大隐静脉间交通静脉扩张（图 3-3-9）。

病 例 3

※ 病史

患者女性，49 岁，左下肢疼痛、溃烂 3 个月余。

※ 超声

超声诊断 左侧股浅第一静脉瓣功能不全，左侧小隐静脉瓣功能不全（图 3-3-10）；左侧小隐静脉曲张（图 3-3-11）；左小腿下段穿静脉扩张，与大隐静脉交通，大隐静脉曲张（图 3-3-12）。

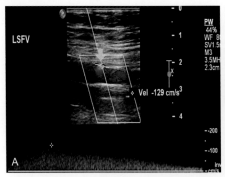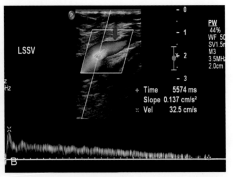

图 3-3-10 左侧股浅第一静脉瓣（↑）Valsalva 试验后可见反流，反流时间＞6s，反流峰速为 129cm/s（图 A）；左侧小隐静脉入腘静脉处（↑）挤压试验后可见反流，反流时间 5.6s，反流峰速为 33cm/s（图 B）

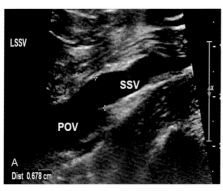
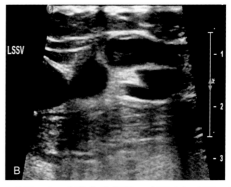

图 3-3-11　左侧小隐静脉入胭静脉处内径 0.7cm（图 A）；小隐静脉曲张，内透声好（图 B）

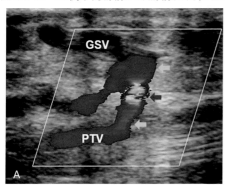
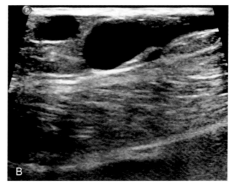

图 3-3-12　左小腿下段穿静脉（⬆）扩张，穿筋膜处（⬆）内径 0.5cm，内血流充盈好（图 A）；左小腿段
　　　　　　大隐静脉曲张，内透声好（图 B）

※ 其他影像——DSA

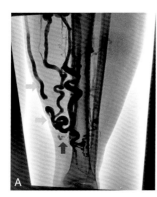
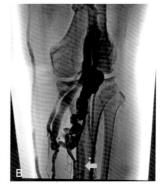

图 3-3-13　左小腿迂曲扩张浅静脉（⬆）及穿支静脉显影（⬆）（图 A）；左侧小隐静脉可见反流（⬆）（图 B）

　　经右股静脉行左下肢静脉造影　左侧大隐静脉曲张，隐胭静脉瓣功能不全，左小腿穿静脉扩张（图 3-3-13）。

※ 评述

疾病概述

◆ 下肢静脉功能不全（chronic venous insufficiency，CVI）包括下肢浅静脉、深静脉和穿静脉的瓣膜功能不全。

◆ 静脉瓣功能不全：静脉内形成反流。

◆ 根据发病原因分为原发性、继发性以及先天性。

◆ 原发性下肢静脉功能不全临床表现：浅静脉曲张、下肢水肿、皮肤色素沉着、静脉性湿疹、脂性硬皮病、静脉性血管炎、静脉性溃疡。

◆ 彩色多普勒能无创评估有无反流及反流程度，下肢深静脉造影是诊断下肢静脉功能不全的金标准。

治疗原则 浅静脉结扎＋抽剥术、腔内激光闭合术、硬化剂治疗等。

超声检查方法

◆ 体位：头高足低仰卧位（30°～45°），大腿外展外旋，膝关节微屈（图 3-3-14）。

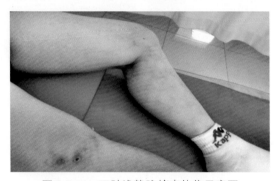

图 3-3-14 下肢浅静脉检查体位示意图

◆ 诊断指标：最常用的是反流时间、反流峰速。

观测方法

◆ Valsalva 动作法，做 Valsalva 动作时（深吸气后憋气），观察静脉内是否有反流，并测量反流时间和峰速，主要评估隐股静脉瓣及股浅第一静脉瓣功能。

◆ 远侧肢体挤压法，远侧肢体挤压解除后，观察静脉内是否有反流，并测量反流时间和峰速，主要评估隐腘静脉瓣功能。

超声表现

◆ 临床主要关注隐股静脉瓣、隐腘静脉瓣、穿静脉及股浅第一静脉瓣的反流情况。

◆ 反流时间大于 1s 即可诊断下肢静脉瓣膜功能不全。

◆ 反流时间大于 3s 和反流峰速大于 30cm/s，为临床手术指征之一。

◆ 穿静脉瓣膜功能不全，穿静脉扩张，穿筋膜处内径大于 4mm。

◆ 病变处浅静脉迂曲扩张，可伴发血栓。

◆ 对于继发性浅静脉曲张，可同时观察到同侧下肢深静脉血栓和（或）瓣膜功能不全。

鉴别诊断

◆ 下肢深静脉血栓形成后综合征：下肢深静脉血栓，下肢深静脉瓣膜功能不全，下肢浅静脉曲张。

◆ K-T 综合征：先天性深静脉缺如或畸形，浅静脉曲张，肢端肥大，两侧粗细长短不一，皮肤葡萄酒色斑。

◆ 髂静脉受压综合征（右侧髂总动脉压迫左侧髂总静脉）：局部髂总静脉受压声像图，左侧深浅静脉回流障碍，迂曲扩张。

第四节 PICC置管术后血栓形成

※ 评述

疾病概述

◆ PICC 系指经外周静脉穿刺置入的中心静脉导管。

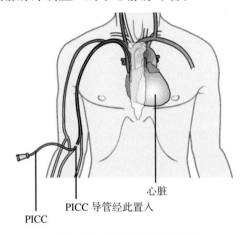

图 3-4-1　PICC 走行示意图

◆ PICC 经上肢贵要静脉、肘正中静脉或头静脉穿刺置管，导管远端位于上腔静脉与右心房交界处（图 3-4-1）。具有操作简便、安全可靠、留置时间长（5 天～1 年）、减少穿刺次数、减轻高浓度药物对血管刺激等优点，在需进行化疗、刺激性药物输注、静脉营养治疗、长期静脉输液等治疗的病人中应用广泛。

◆ 尽管有这些优势，PICC 仍具有导致一些并发症的风险，如导管相关性血栓、感染、静脉炎、导管脱出、异位等。

◆ 导管相关性血栓是其最严重的并发症之一，静脉血栓栓塞后，栓子极易脱落，脱落的栓子可随静脉回流入心脏而进入肺动脉，可能会引起致命性的肺栓塞。

◆ PICC 导管相关性血栓（PICC-related VT）是指在导管置入体内后，局部血管或导管壁的血栓。

◆ 可出现在头静脉、贵要静脉、肱静脉、腋静脉或锁骨下静脉等。

◆ 多数无症状，有症状时表现为肢体或颈部疼痛、肿胀、皮温升高、指压性水肿等。

◆ PICC-related VT 发生率的报道为 0.32%～29.5%。

◆ PICC-related VT 在患者带管期间各时间段均有可能发生，有文献报道其高发时间是 PICC 导管置管后 2 周到 1 个月。

◆ 急性期血栓经临床治疗，大部分可以消失。发现或治疗不及时，血栓逐渐机化，出现血栓后综合征，即静脉壁增厚，管腔不同程度狭窄，回流受阻。

◆ PICC-related VT 发生机制：①肿瘤患者血液的高凝状态；②导管及其他原因（肿瘤细胞、化疗药物等）致血管内皮受损；③置管后静脉血流缓慢。

超声价值

◆ 超声检查可明确显示 PICC 管回声，明确其位置。

◆ 管周是否有血栓，管腔狭窄及狭窄程度。

◆ 血栓形成后动态观察，评价治疗效果。

◆ 拔管前观察管周有无血栓，血栓的范围、大小、性质。

◆ 超声引导下 PICC 置管，显著提高置管成功率。

超声检查及声像图

◆ 患者平卧位，上肢略外展、外旋，掌心向上，沿静脉走行扫查（图 3-4-2）。

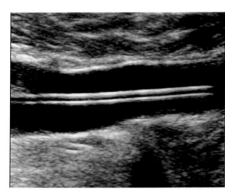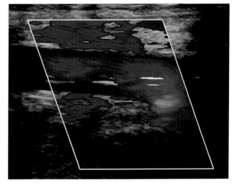

图 3-4-2　静脉腔内导管呈"双平行管征"，走行平直，外壁及内壁光滑；导管边缘残余管腔内彩色血流充盈好

病 例 1

※ 病史

患者女性，63 岁，直肠癌术后，右上肢留置 PICC，右上肢肿胀不适。

※ 超声

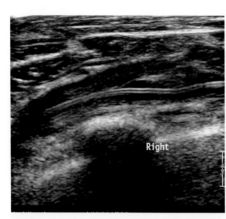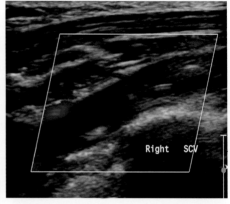

图 3-4-3　右侧锁骨下静脉内 PICC 管周可见低回声充填，未见血流信号

超声诊断　右侧锁骨下静脉 PICC 管周血栓形成（图 3-4-3）。

治疗一个月后复查

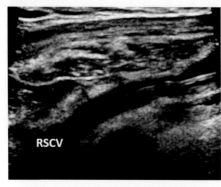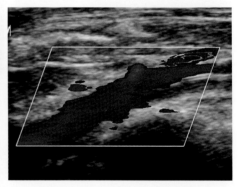

图 3-4-4 锁骨下静脉内 PICC 管周血栓消失，管腔可压瘪，彩色血流信充盈良好

超声诊断　右侧锁骨下静脉 PICC 管周血栓治疗后血栓消失（图 3-4-4）。

病 例 2

※ 病史

患者男性，65 岁，非霍奇金淋巴瘤，右上肢留置 PICC，右上肢肿胀不适。

※ 超声

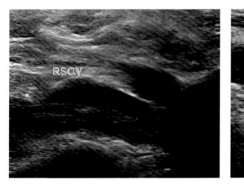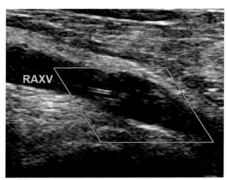

图 3-4-5　右侧锁骨下静脉、腋静脉管径增宽，PICC 管周可见低回声充填，未见血流信号

超声诊断　右侧锁骨下静脉、腋静脉 PICC 管周血栓形成（图 3-4-5）。

治疗两个月后复查

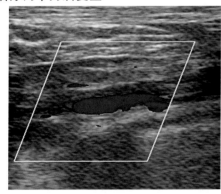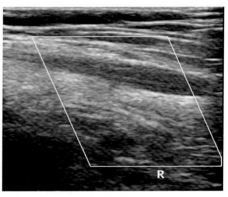

图 3-4-6　血栓范围减小，回声增高，锁骨下静脉内可见少量彩色血流充盈

超声诊断　右侧锁骨下静脉、腋静脉 PICC 管周血栓治疗后复查，锁骨下静脉部分再通（图 3-4-6）。

第五节 下腔静脉滤器血栓形成

病 例 1

※ 病史

患者女性，62岁，右侧腘、肌间静脉血栓形成（急性期）（图3-5-1），患者行下腔静脉滤器置入术。

※ 超声

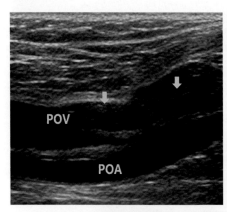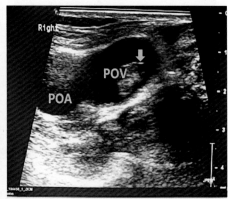

图3-5-1　右侧下肢腘静脉、肌间静脉血栓形成（⬆），血栓浮动（急性期）

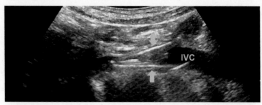
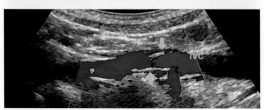

图3-5-2　滤器置入术后60天复查，IVC管腔内可见滤器回声（⬆），管腔内透声好，血流通畅，提示无血栓，可取滤器

超声诊断　下腔静脉滤器置入术后，局部血流通畅（图3-5-2）。

※ 术中DSA

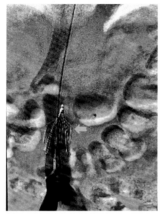

图 3-5-3　下腔静脉内可见滤器（ ⬆ ），其远端管腔内血流完全充盈

血管造影诊断　下腔静脉远端无血栓形成（图 3-5-3）。

病 例 2

※ 病史

患者女性，43 岁，右下肢深静脉血栓形成（急性期）（图 3-5-4），胸憋、气短 5 小时。CT 肺动脉造影（computed tomographic pulmonary angiography，CTPA）示肺动脉栓塞。患者行下腔静脉滤器置入术。

※ 超声

超声诊断　下腔静脉滤器置入术后，局部低回声充填，考虑血栓（图 3-5-5、图 3-5-6）。

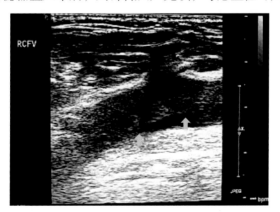

图 3-5-4　右下肢深静脉血栓形成（ ⬆ ），血栓浮动（急性期）

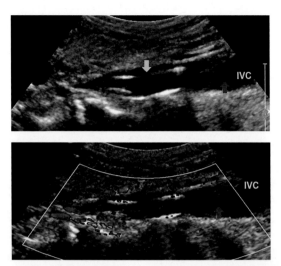

图 3-5-5　IVC 滤器置入术后 12 天复查，滤器（⬇）及远端管腔内低回声充填（⬆），血流充盈缺损

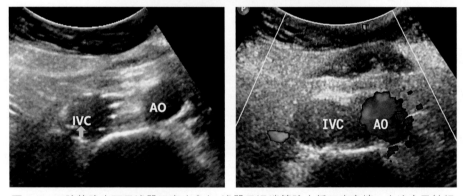

图 3-5-6 下腔静脉内可见滤器回声（⬆），滤器及远端管腔内低回声充填，血流充盈缺损

※DSA 及术中（图 3-5-7）

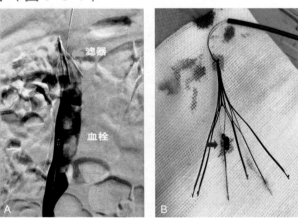

图 3-5-7　下腔静脉造影可见滤器远端管腔内血流充盈缺损，提示血栓形成⬆（图 A）；取出的滤器上附着有血栓（⬆）（图 B）

※ 评述

疾病概述

◆ 肺动脉栓塞 75%～90% 继发于下肢深静脉、盆腔静脉丛内血栓。

◆ 临床表现为突发的呼吸困难、胸痛、咯血、发绀等症状，致死率约为 30%。

◆ 我国血栓性疾病迅速增加，肺栓塞发病率不断上升。

◆ 通过置入下腔静脉滤器（inferior vena cava filter，IVCF）可截获脱落的栓子，预防肺栓塞的发生，且能保持下腔静脉通畅。

◆ 下腔静脉滤器置入术：经过 40 多年的不断改进，滤器的品种不断增多，滤过效果显著，明显降低了肺动脉栓塞的发生率。

◆ 滤器分类：永久性滤器、可回收滤器、临时滤器。

工作原理

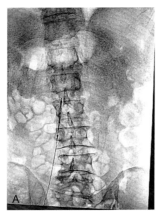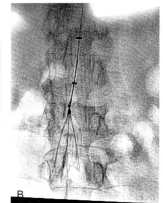

图 3-5-8　经股静脉 IVCF 置入（图 A）；经颈静脉 IVCF 回收减少滤器相关并发症（图 B）

◆ 术前超声检查、术中造影证实腘、股、髂及下腔静脉内无游离漂浮血栓和新鲜血栓，或经治疗后上述血管内血栓消失者，可经颈静脉取出滤器（图 3-5-8）。

◆ 取滤器术前，超声检查发现滤器存在血栓者，需接触性溶栓，栓子消失或为陈旧性、固定性栓子，经股静脉取出滤器（图 3-5-9）。

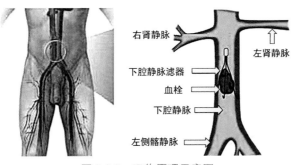

右肾静脉
左肾静脉
下腔静脉滤器
血栓
下腔静脉
左侧髂静脉

图 3-5-9　工作原理示意图

并发症如下图所示

穿刺部位血肿

深静脉血栓形成（滤器拦截血栓后对血管的阻塞及滤器本身对血流的阻滞）

滤器位置不当

滤器张开不全

⎱ **近期并发症**

再发肺梗（滤器未能拦截的微小血栓；高凝状态致上腔静脉系统血栓形成；滤器内血栓蔓延至滤器以上）

下腔静脉血栓形成

下腔静脉穿孔

滤器移位

⎱ **远期并发症**

超声价值

◆ 术前诊断下肢深静脉血栓，提示滤器置入需求。

◆ 术中可引导下腔静脉滤器置入。

◆ 术后随访观察下腔静脉滤器的位置及状态，诊断下腔静脉及其属支内是否有血栓形成，确定血栓的范围、新旧、血流通畅情况。

◆ 取滤器术前评价滤器局部是否有血栓、血栓分期，指导取滤器术式。

第六节 布加综合征

病 例 1

※ 病史

患者男性，52 岁，肝硬化、脾大、食管静脉曲张半年余，间断发作腹痛 5 天。

※ 超声

超声诊断 下腔静脉肝后段隔膜型狭窄（伴筛孔）（图 3-6-1、图 3-6-2）；肝左、肝中静脉管腔狭窄（图 3-6-3）；肝大、肝实质回声增粗；脾大（图 3-6-4）；腹腔积液（少量）。考虑布加综合征。

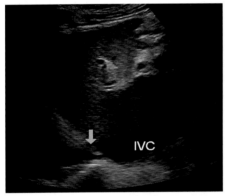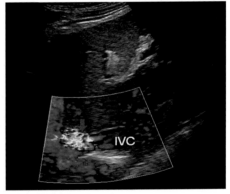

图 3-6-1　下腔静脉肝后段近右心房处一高回声隔膜（⬆），隔膜上一筛孔，宽为 0.4cm，局部细条状花色血流（⬆）（IVC：下腔静脉）

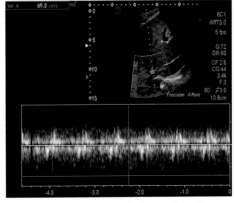

图 3-6-2　下腔静脉隔膜筛孔处血流速度增快，连续带状血流频谱，Vmax=70cm/s，不受呼吸影响

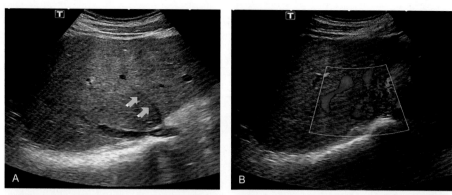

图 3-6-3　肝中静脉狭窄近闭塞（⬆），肝右静脉管径正常（图 A）；肝静脉间交通支形成（⬆）（图 B）

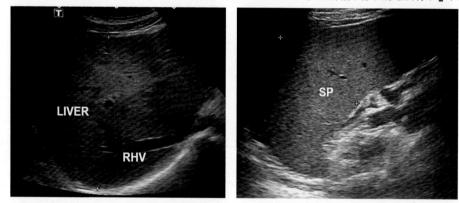

图 3-6-4　肝大（肝右斜径 15.2cm），肝实质回声增粗；脾大（肋间厚 6.7cm）
（LIVER：肝脏　RHV：肝右静脉　SP：脾）

※ 其他影像——DSA

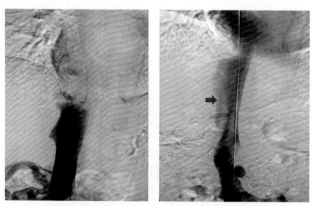

图 3-6-5　球囊扩张前，下腔静脉肝后段基本不显影（⬆）；球囊扩张后，显影良好（⬆）

　　血管造影诊断　下腔静脉中上段侧支由奇静脉汇入右心房，下腔静脉肝后段局限性狭窄，狭窄率约为 99%（图 3-6-5）。

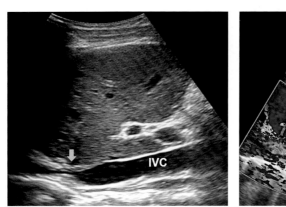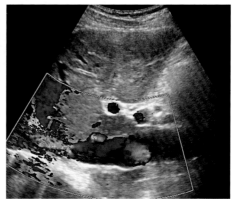

图 3-6-6　下腔静脉肝后段管腔狭窄（⬆），局部管径为 0.2cm，花色血流束

临床诊断　布加综合征。

病　例 2

患者男性，37 岁，腰困、双下肢憋胀乏力 3 年，加重 10 余天。

※ **超声**

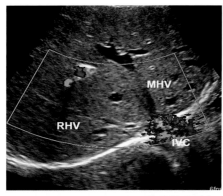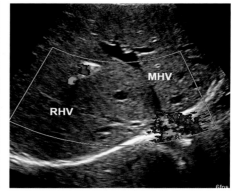

图 3-6-7　三支肝静脉管腔狭窄，未见血流信号（MHV：肝中静脉）

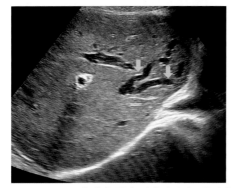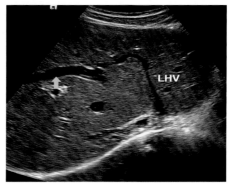

图 3-6-8　肝静脉交通支形成（⬆），肝左静脉狭窄，与交通支相连（LHV：肝左静脉）

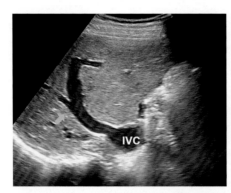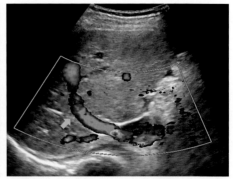

图 3-6-9　肝内交通支静脉汇入扩张的肝短静脉（⬆），汇入下腔静脉

注：第二肝门下方直接汇入下腔静脉的肝脏小静脉，称为肝短静脉（副肝静脉），汇入处称第三肝门；肝短静脉主要分为两组，即肝右后叶静脉和尾状叶静脉。

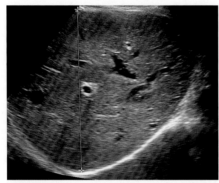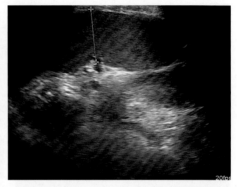

图 3-6-10　肝大（肝右斜径 15.7cm），肝实质回声增粗；脾大（肋间厚 4.5cm）

超声诊断　下腔静脉肝后段狭窄（图 3-6-6）；三支肝静脉近心段狭窄（图 3-6-7）；肝内交通静脉形成，肝短静脉扩张（图 3-6-8、图 3-6-9）；肝大，肝实质回声弥漫性增粗；脾大（图 3-6-10）。考虑布加综合征。

※ 其他影像——DSA

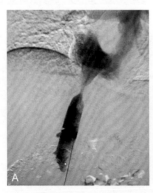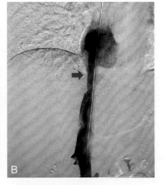

图 3-6-11　下腔静脉肝后段局限性狭窄，长约 1.5cm，狭窄率约为 90%（⬆）（图 A）；球囊扩张后，显影良好（⬆）（图 B）

血管造影诊断 下腔静脉肝后段狭窄（图 3-6-11）。

临床诊断 布加综合征。

病 例 3

患者女性，50 岁，双下肢肿胀 3 个月余。

※ 超声

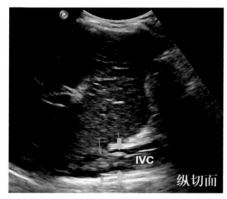
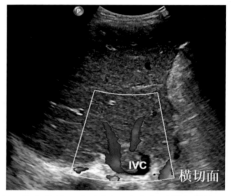

图 3-6-12 下腔静脉肝后段等回声（⬆）不完全充填，血流沿周边走行（横切面）

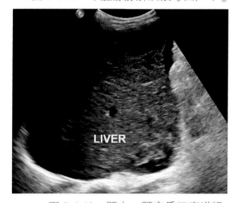
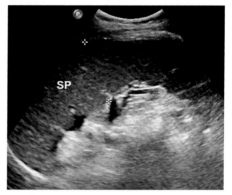

图 3-6-13 肝大，肝实质回声增粗；脾大（肋间厚 5.3cm），腹腔少量积液

超声诊断 下腔静脉肝后段等回声不完全充填，考虑血栓（图 3-6-12）；肝大，肝实质回声弥漫性增粗；脾大（图 3-6-13）；腹腔积液（少量）。考虑布加综合征。

※ 其他影像——CT

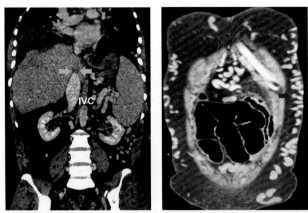

图 3-6-14　下腔静脉肝后段狭窄（⬆）（图 A）；腹腔内及腹壁静脉迂曲扩张（⬆）（图 B）

CT 诊断　考虑布加综合征（图 3-6-14）。

※ 评述

疾病概述

◆ 布加综合征（Budd-Chiari syndrome），是各种原因所致肝静脉和 / 或肝段下腔静脉部分或完全梗阻性病变引起的一组综合征。

◆ 超声检查是首选无创筛查方法。

◆ 血管造影是金标准。

◆ 治疗：外科手术或介入治疗。

临床表现

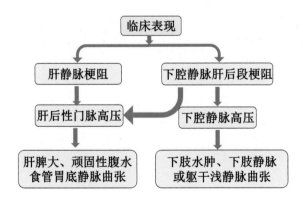

分型

根据病变累及血管的部位分为三种。

◆ 下腔静脉阻塞型（最多见）：隔膜型、狭窄或闭塞、栓塞（血栓或瘤栓）。

◆ 肝静脉阻塞型：近心段狭窄、闭塞、栓塞或隔膜。

◆ 混合型：下腔静脉和肝静脉病变同时存在。

超声表现

◆ 下腔静脉阻塞型

（1）下腔静脉肝后段狭窄、闭塞、隔膜或实性组织充填。

（2）局部血流加快紊乱，五彩镶嵌，频谱持续单相，不受呼吸影响。

（3）肝大、脾大、肝硬化、门静脉高压症相应表现。

（4）下腔静脉回流障碍相应表现。

◆ 肝静脉阻塞型

（1）肝静脉部分或全部，狭窄、闭塞、隔膜、血栓、瘤栓相应表现。

（2）局部彩色血流不显示/显示不佳/血流加快紊乱。

（3）肝大、脾大、肝硬化、门静脉高压症相应表现。

（4）交通支静脉及肝短静脉扩张。

鉴别诊断　肝源性肝硬化，有肝炎病史，有饮酒史，肝脏多缩小，无肝静脉或下腔静脉梗阻征象。

第七节　血栓性浅静脉炎

病　例

※ 病史

患者男性，57 岁，左小腿肿胀 1 个月余，既往有左小腿外伤史。查体：左小腿皮肤色素沉着，可触及沿静脉走行条索状结构，轻微压痛。

※ 超声

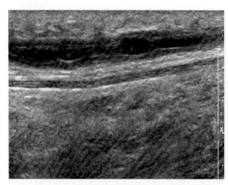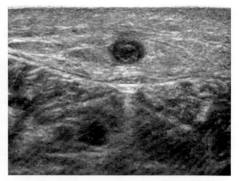

图 3-7-1　左小腿中段皮下浅静脉管径增宽，管壁弥漫性不规则增厚，管腔变窄

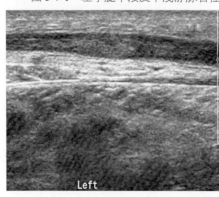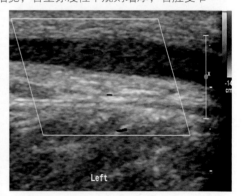

图 3-7-2　管腔透声差，不均匀等低回声充填，少量断续细条样血流信号

超声诊断　左小腿中段皮下浅静脉管壁增厚并不均质等回声充填，考虑浅静脉炎伴血栓形成（图 3-7-1、图 3-7-2）。

※ 评述

疾病概述

◆ 血栓性浅静脉炎发生在体表可见的浅静脉。

◆ 男女均可发病，以青壮年多见，多发生于四肢，其次胸腹壁，少数呈游走性发作。

◆ 与感染、外伤、静脉内长期置管、注射高渗溶液和硬化剂、长期卧床、血液凝固性增高等因素有关。

◆ 炎症可以引起血栓，血栓也可以引起炎症，两者互为因果。

◆ 常累及中小浅静脉，管腔内虽有血栓形成和堵塞，但也不会引起静脉血液障碍，多为局部肢体肿胀。

◆ 临床特点：沿浅静脉走行，局部红、肿、热、痛，有条索状结构或硬结。急性期后，索条状结构变硬，局部皮肤色素沉着；慢性期血栓纤维化，局部轻微疼痛，一般无全身症状。

超声表现

◆ 局部浅静脉曲张，管径增宽。

◆ 管壁不均匀增厚，腔内可见等、低回声附着或充填。

◆ 皮下组织水肿。

◆ 探头加压管腔不变形，病变区域内无明显血流。附：浅静脉检查时，因其位置表浅，应轻压，否则不能显示。

鉴别诊断

◆ 深静脉血栓形成后综合征：患者有下肢深静脉血栓病史，后期由于深静脉瓣膜功能不全，浅静脉代偿性扩张；

◆ K-T 综合征：由于深静脉缺如或畸形导致浅静脉代偿性扩张，表现为浅静脉曲张、两侧肢体不对称、葡萄酒色斑等症状。

四肢浅静脉示意图

◆ 头静脉、贵要静脉均起源于手背静脉网，位置表浅，位于皮下，头静脉位于桡侧，贵要静脉位于尺侧（图 3-7-3）。

◆ 大隐静脉、小隐静脉均起源于足背静脉网。大隐静脉走行于下肢内侧，于腹股沟处汇入股总静脉；小隐静脉走行于小腿后方，于腘窝汇入腘静脉（图 3-7-4）。

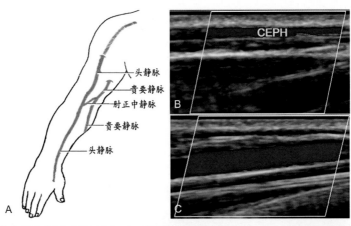

图 3-7-3　上肢浅静脉解剖示意图（图 A）；头静脉彩色血流图（图 B）；贵要静脉彩色血流图（图 C）

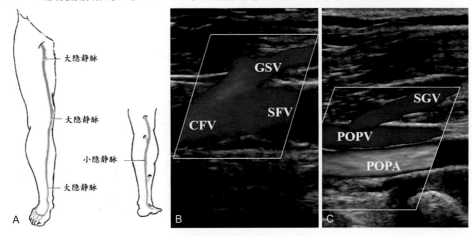

图 3-7-4　下肢浅静脉解剖示意图（图 A）；大隐静脉入股静脉，小隐静脉入腘静脉彩色血流图（图 B、图 C）

另附病例 1

※ 病史

患者男性，58 岁，右小腿肿胀疼痛半个月，既往有小腿外伤史。

※ 超声

超声诊断　右侧大隐静脉小腿段曲张伴血栓性静脉炎（图 3-7-5）。

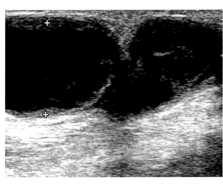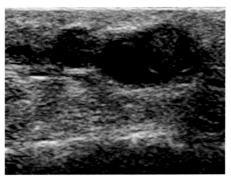

图 3-7-5 右侧大隐静脉小腿段内径增宽，走行迂曲，管壁不光整，管腔内不规则低回声团

另附病例 2

※ 病史

患者男性，33岁，左上肢肿胀、疼痛3天。

※ 超声

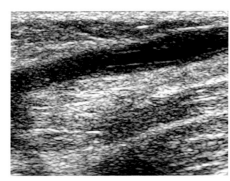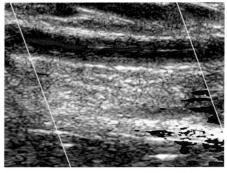

图 3-7-6 左侧头静脉局部管腔增宽，管壁增厚，低回声附着，细条样血流信号

超声诊断 左侧头静脉血栓性浅静脉炎（图 3-7-6）。

另附病例**3**

※ 病史

患者女性，56 岁，静脉置管 1 个月余，既往淋巴瘤病史。

※ 超声

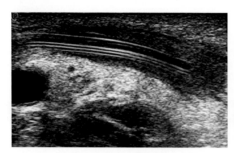 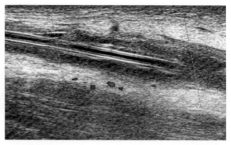

图 3-7-7　右侧贵要静脉管壁不清晰，导管与管壁之间血栓形成，无血流信号

超声诊断　右侧贵要静脉血栓性浅静脉炎（图 3-7-7）。

第八节　子宫圆韧带静脉曲张

病　例

※ 病史

患者女性，32 岁，妊娠 38 周，发现左侧腹股沟区可复性肿物 2 周，质软，轻微压痛。

※ 超声

超声诊断　左侧腹股沟管走行区低无回声包块，考虑子宫圆韧带静脉曲张（图 3-8-1 ~图 3-8-3 ）。

※ 随访

分娩后肿物逐渐减小、消失。

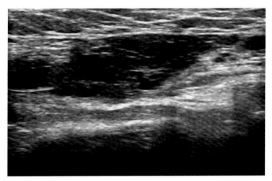

图 3-8-1　左侧腹股沟区梭形低无回声包块，内部呈网格状

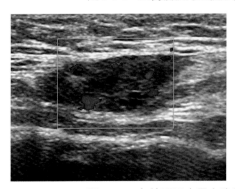 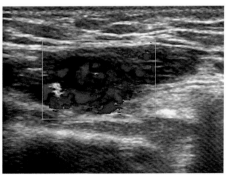

图 3-8-2　包块可见少量血流信号，探头加压血流信号增多

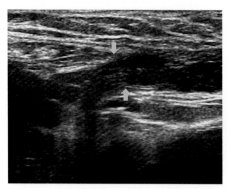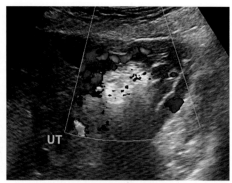

图 3-8-3　包块走行于腹股沟管（⬆），与子宫壁内曲张静脉相交通

UT：子宫

※ 评述

疾病概述

◆ 子宫圆韧带起自输卵管子宫连接处，主要功能为保持子宫前倾位，经过腹股沟管止于阴阜及大阴唇，其内分布蔓状静脉丛。

◆ 子宫圆韧带静脉曲张多见于孕晚期妇女，发病率较低，左侧多见。

◆ 孕晚期血管扩张、循环容量增加、子宫压迫造成静脉回流不畅。

◆ 表现为腹股沟区隆起或包块，可有局部胀痛不适，质软，平卧后可减小或消失。

超声特征

◆ 沿腹股沟管走行低无回声包块，梭形或椭圆形。探头加压或改变腹压后、大小可变化。

◆ 呈迂曲管状或蜂窝状。

◆ 内为红蓝相间的血流，色彩暗淡，呈低速静脉频谱。

鉴别诊断

◆ 腹股沟斜疝：内容物多为肠管或网膜结构，无血流。

◆ 子宫圆韧带囊肿：囊壁光滑，无回声，透声好，无血流。加压或改变体位，大小无变化。

诊断体会

◆ 妊娠晚期。

◆ 腹股沟管区蜂窝状或迂曲管状结构。

◆ 加压大小可变化。

◆ 血流信号充盈。

◆ 分娩后逐渐消失。

具有以上特征，应考虑子宫圆韧带静脉曲张。

另附病例 1

※ 病史

患者女性，33 岁，妊娠 37 周，发现左侧腹股沟区肿物 10 天。

※ 超声

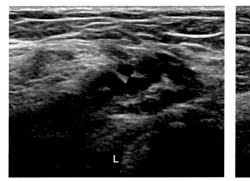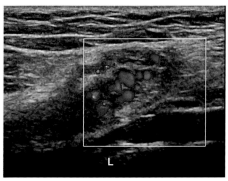

图 3-8-4 左侧腹股沟区椭圆形不均质包块，内部呈蜂窝状，探头加压血流充盈

超声诊断 子宫圆韧带静脉曲张（图 3-8-4）。

另附病例 2

※ 病史

患者女性，37 岁，妊娠 38 周，发现左侧腹股沟区可复性肿物 4 周。

※ 超声

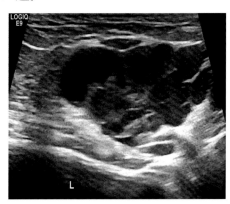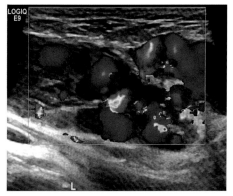

图 3-8-5 沿腹股沟管走行扫查、探测无回声包块，内部迂曲管样结构，探头加压血流充盈

超声诊断 子宫圆韧带静脉曲张（图 3-8-5）。

第九节　精索静脉曲张

※ 评述

疾病概述

◆ 精索静脉曲张（Varicocele，VC），是一种血管病变，指精索内蔓状静脉丛的异常扩张、伸长和迂曲，可导致疼痛不适及进行性睾丸功能减退，是男性不育的常见原因之一。

◆ 常见于左侧，部分为双侧，单纯发生于右侧者少见。原因可能为：①左侧精索内静脉行程长，呈直角汇入左肾静脉，静脉压力较大（图 3-9-1）；②左肾静脉在肠系膜上动脉与腹主动脉之间受压，影响左侧精索内静脉回流甚至导致反流（"胡桃夹"现象）；③精索内静脉瓣缺如更常见于左侧（左侧约占 40%，右侧约占 23%）。

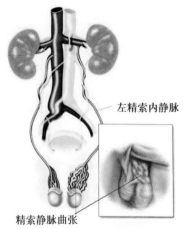

左精索内静脉

精索静脉曲张

图 3-9-1　精索静脉曲张解剖基础示意图

◆ 成年男性人群中 VC 的发病率为 10% ~ 15%。

◆ 常合并男性不育，原因可能与阴囊温度升高、血供减少、睾丸缺氧、肾静脉中肾脏及肾上腺代谢产物的反流有关。

◆ 按照病因分类：①原发性 VC，因解剖学因素和发育不良所致的 VC，平卧时静脉曲张程度减轻或消失，易发生于青壮年；②继发性 VC，左肾静脉或腔静脉瘤栓阻塞、肾脏肿瘤、腹膜后肿瘤、盆腔肿瘤、巨大肾积水或肾囊肿、异位血管压迫等；③复发性 VC，手术 6 个月后发生的 VC。

◆ 按照年龄分类：成年型（年龄 > 18 岁）和青少年型（年龄 10 ~ 18 岁）。

临床表现

◆ 患侧阴囊持续性或间歇性的坠胀感、隐痛和钝痛，站立及行走时明显，平卧休息后减轻。

◆ 突然发生精索静脉曲张，平卧位不消失，要警惕是否因肾脏肿瘤或腹膜后肿瘤压迫所致。

临床分度

◆ 临床型Ⅰ度：触诊无异常，Valsalva 试验后触及曲张静脉。

◆ 临床型Ⅱ度：阴囊触诊可及曲张静脉。

◆ 临床型Ⅲ度：视诊见曲张静脉团。

◆ 亚临床型：在静息或 Valsalva 动作时既看不见也摸不到，但可通过彩色多普勒超声检测到静脉血液反流。

注：Valsalva 试验即嘱患者深吸气后做屏气动作。

超声表现

◆ 精索区、睾丸上方迂曲的管状结构，管壁薄而清晰。

◆ 管腔内呈无回声或云雾状低回声（静脉淤滞）。

◆ 管径增宽，平静呼吸时内径大于 2mm。

◆ 站立位或做 Valsalva 试验时，内径增宽 3mm，管状结构可延伸至附睾尾。

◆ Valsalva 试验后出现反流（出现血流信号，血流信号由红变蓝或由蓝变红时表示反流存在），反流时间大于 1s。

超声价值

◆ 可作为 VC 的首选检查，敏感性、特异性均较高。

◆ 实时观察精索静脉形态，测量曲张静脉内径、反流时间等，为 VC 的诊断提供量化指标。

◆ 可在不育患者中发现亚临床型 VC。

◆ 急性精索静脉曲张，平卧位不消失，要警惕是否因肾脏肿瘤、腹膜后肿瘤压迫所致以及血管先天畸形所致。

◆ 超声诊断的 VC，其临床意义需综合判断。

◆ 可用于 VC 术后疗效评估：①蔓状静脉丛无扩张，也无反流，手术成功，侧支已建立；②静脉丛曲张而无反流，表示侧支尚待建立，需随诊观察；③静脉丛扩张、迂曲，且有反流，说明有静脉漏扎。

病 例 1

※ 病史

患者男性，32 岁，因男性不育就诊，站立位、平卧位、 Valsalva 试验后触诊无异常，常规行阴囊超声检查。

※ 超声

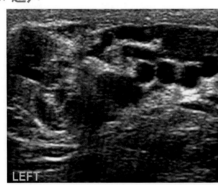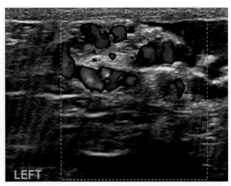

图 3-9-2　站立位探测：左侧精索区迂曲管状结构，最宽处内径 2.3mm，Valsalva 试验后反流时间为 1.3s

超声诊断　左侧精索静脉曲张（图 3-9-2）。

※ 临床

诊断　左侧精索静脉曲张（亚临床型），弱精症。
治疗　给予改善精液质量的药物治疗。

病 例 2

※ 病史

患者男性，21 岁，左侧阴囊下坠感 2 个月，站立位查体可触及增粗的精索静脉，睾丸、附睾未见异常。身高：178cm，体重：51kg。

※ 超声

超声诊断　左肾静脉"胡桃夹"现象（图 3-9-4）；左侧精索静脉曲张（图 3-9-3）。

※ 临床

诊断　左侧精索静脉曲张，左肾静脉"胡桃夹"。

治疗 建议增加体重后复查。

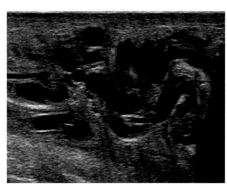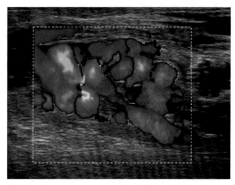

图 3-9-3　左侧精索区可见迂曲管状结构，平静呼吸时内径为 1.9mm，Valsalva 试验后内径为 3.7mm，反流时间为 4.2s

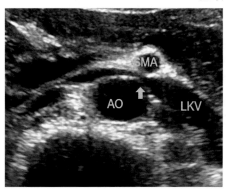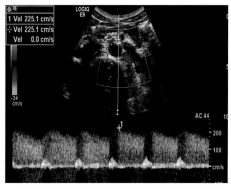

图 3-9-4　AO 与 SMA 间左肾静脉（↑）内径为 1.9mm，局部血流速度增快，Vmax=225cm/s，肾门侧扩张，内径为 10mm

病 例 3

※ 病史

患者男性,34 岁,左侧阴囊坠痛 2 年,站立位及平卧位查体均可触及增粗的精索静脉,站立位为著。

※ 超声

超声诊断 左侧精索静脉曲张（图 3-9-5、图 3-9-6）。

※ 临床

诊断 左侧精索静脉曲张,弱精症。

治疗 手术治疗,行后腹腔镜左侧精索内静脉高位结扎术。

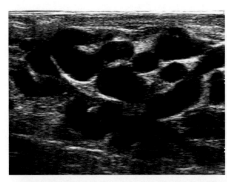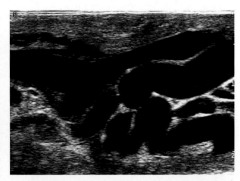

图 3-9-5　左侧精索区可见迂曲管状结构，平静呼吸时内径为 3.8mm，Valsalva 试验后内径为 4.0mm

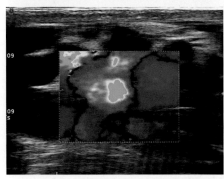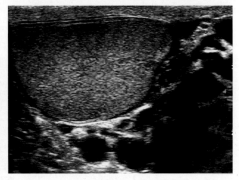

图 3-9-6　左侧睾丸后下方均可见迂曲管状结构，Valsalva 试验后返流时间大于 6s

病 例 4

※ 病史

患者男性，37 岁，男性不育，双侧阴囊部坠胀多年，多次诊断为精索静脉曲张，曾行手术治疗（具体情况不明）。查体双侧阴囊表浅静脉曲张，可触及增粗的精索静脉，左侧显著，站立位加重，左侧睾丸小。

※ 超声

超声诊断　双侧精索静脉曲张（图 3-9-8、图 3-9-9）；左侧睾丸体积小（图 3-9-7）。

※ 临床

诊断　双侧精索静脉曲张，左侧睾丸萎缩，弱精症。

治疗　患者生育愿望强烈，建议通过辅助生殖技术解决生育问题。

注：影响睾丸体积缩小的最重要因素不是精索静脉曲张的严重程度，而是病程的长短。

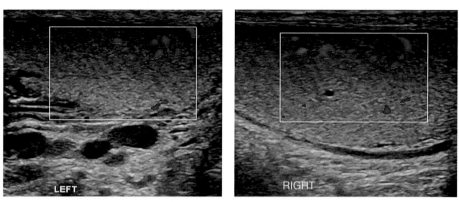

图 3-9-7 左侧睾丸大小为 3.2cm×1.5cm×2.2cm，右侧睾丸大小为 4.4cm×2.0cm×2.5cm，左侧实质回声欠
均匀，右侧实质回声均匀

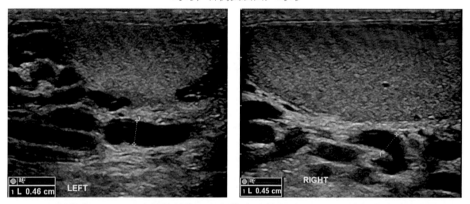

图 3-9-8 双侧精索区可见迂曲管状结构，左侧较宽处内径为 4.6mm，右侧较宽处内径为 4.5mm

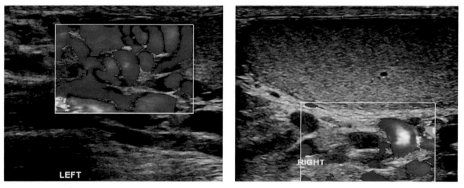

图 3-9-9 Valsalva 试验后均可见反流，左侧平卧位反流时间为 5.1s，站立位反流时间大于 6s，右侧平卧
位反流时间为 2.7s，站立位反流时间为 4.1s

第十节　静脉瘤

病 例 1

※ 病史

患者女性，61 岁，发现左前臂包块 3 年，明显增大 1 年，轻度压痛。

※ 超声

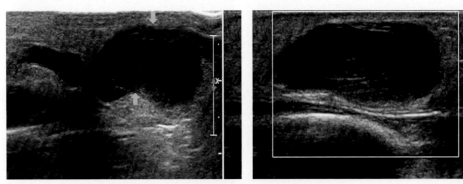

图 3-10-1　左前臂近肘窝处贵要静脉局部呈梭形扩张（⬆），较宽处 2.1cm，内可见实性低回声充填，未见血流信号

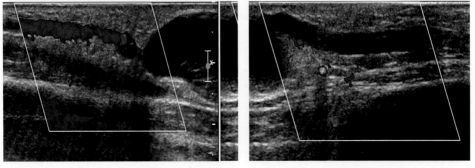

图 3-10-2　病变近心端贵要静脉血流充盈好，远心端未见血流充盈

超声诊断　左前臂贵要静脉瘤并血栓形成（图 3-10-1、图 3-10-2）。

术后诊断　左前臂贵要静脉瘤。

※ 病理

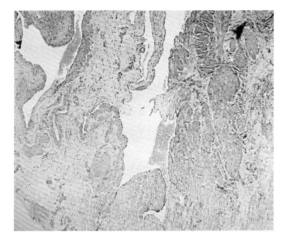

图 3-10-3　镜下所见：血管迂曲扩张，管壁厚薄不均（HE，×40）

病理诊断　符合静脉瘤，伴血栓形成（图 3-10-3）。

病 例 2

※ 病史

患者女性，52 岁，发现左颈部包块 4 个月余，质软，咳嗽时较明显，无触痛。

※ 超声

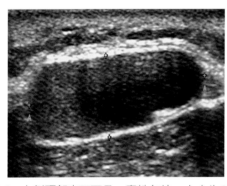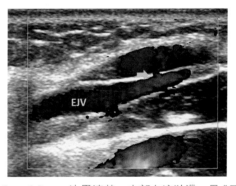

图 3-10-4　左侧颈部皮下可见一囊性包块，大小为 2.5cm×0.9cm，边界清楚，内部血流淤滞，呈"云雾状"
改变，其后壁可见一破口（↑）与颈外静脉相通

超声诊断　左侧颈部皮下囊性包块，与颈外静脉相通，考虑颈外静脉假性静脉瘤形成
（图 3-10-4、图 3-10-5）。

术后诊断　左侧颈外静脉假性静脉瘤。

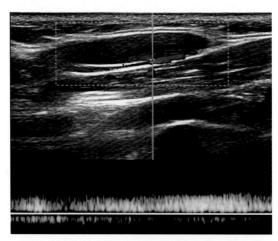

图 3-10-5　破口处探及静脉血流频谱

※ 病理

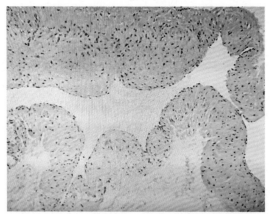

图 3-10-6　镜下见平滑肌及纤维组织不规则增生，致血管壁厚薄不均（HE，×40）

病理诊断　管腔迂曲扩张，部分区域呈静脉瘤样改变（图 3-10-6）。

※ 评述

疾病概述

◆ 静脉瘤是指静脉管腔呈囊状或梭形扩张，临床少见，可发生在身体的任何部位，以下肢静脉多见。

◆ 病因可能与炎症、创伤或先天性管壁发育不良等有关。

◆ 静脉瘤多数呈梭形（静脉局限性扩张），为真性静脉瘤（图 3-10-7）；少数呈囊状，既有假性静脉瘤又有真性静脉瘤。

◆ 假性静脉瘤罕见，影像学表现不易与真性静脉瘤鉴别，确诊需结合临床及病理。

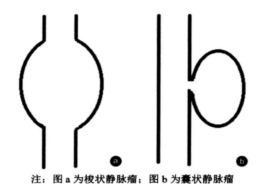

注：图 a 为梭状静脉瘤；图 b 为囊状静脉瘤

图 3-10-7　静脉瘤示意图

引自：董会武，李民，史宪全 . 静脉瘤的彩色多普勒超声诊断 [J/CD]. 中华医学超声杂志（电子版），2016, 13(6): 443-445.

诊断要点

◆ 静脉呈局限性梭形或囊状扩张，局部加压后囊性无回声区减小或消失。

◆ 瘤体内血流速度减慢，呈"云雾"状改变，可伴发血栓形成。

◆ 瘤体破口处可探及随呼吸变化的连续性静脉血流频谱。

第十一节　颈静脉扩张症

病 例 1

※ 病史

患者男性，32 岁，发现右颈部隆起型包块 10 年余，局部压迫可消失，屏气时变大（图 3-11-1）。

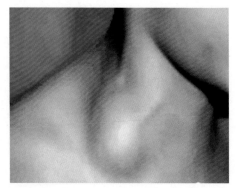

图 3-11-1　右侧颈部隆起型包块

※ 超声

超声诊断　右侧颈内静脉局部梭形扩张，颈静脉扩张症（图 3-11-2 ~图 3-11-4）。

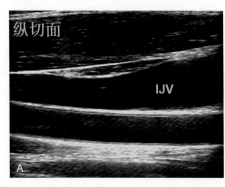

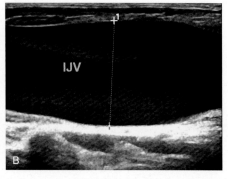

图 3-11-2　左侧颈内静脉内径正常，前后径为 0.7cm（图 A）；右侧颈内静脉梭形扩张，前后径为 1.9cm（图 B）

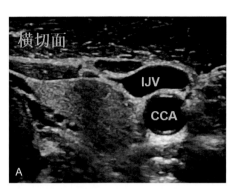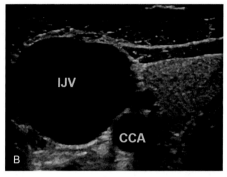

图 3-11-3　左侧颈内静脉内径正常，左右径为 0.7cm（图 A）；右侧颈内静脉扩张，左右径为 1.4cm（图 B）

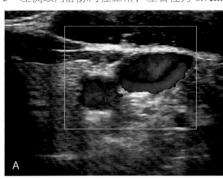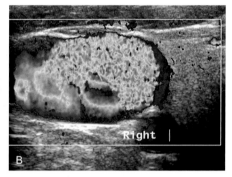

图 3-11-4　左侧颈内静脉色彩单一（图 A）；右侧扩张颈内静脉血流紊乱、花色（图 B）

病 例 2

※ 病史

患者男性，32 岁，发现左颈部肿物 1 年余，质软，屏气、咳嗽后明显。

※ 超声

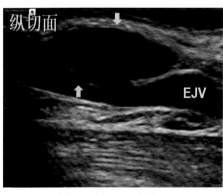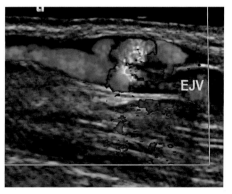

图 3-11-5　左侧颈外静脉前壁局部向外凸出、呈囊状（⬆），范围为 2.2cm×0.6cm，管壁光滑，内透声好，
血流充盈好（EJV：颈外静脉）

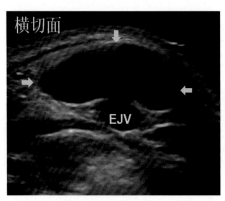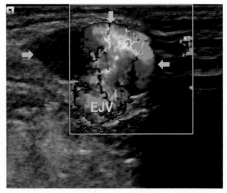

图 3-11-6　左侧颈外静脉前壁局部向外凸出、呈囊状（⬆），管壁光滑，内透声好，血流充盈好

超声诊断　左颈外静脉前壁局部向外凸出、呈囊状，考虑颈静脉扩张症并静脉瘤形成（图 3-11-5、图 3-11-6）。

术中所见　左侧颈外静脉呈瘤样扩张，壁薄。

※ 病理

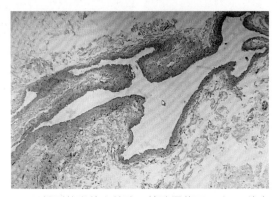

图 3-11-7　不规则扩张的血管腔，管壁厚薄不一（HE 染色，×40）

病理诊断　静脉血管畸形（图 3-11-7）。

※ 评述

解剖基础

◆ 颈静脉系统包括颈内、颈外、颈前及面总静脉等（图 3-11-8）。

疾病概述

◆ 颈静脉扩张症是一种少见的血管畸形，是指颈静脉系统管腔局部呈囊状或梭状扩张（图 3-11-9），以颈内、颈外静脉多见，也称为颈静脉囊肿、颈静脉瘤等。

◆ 病因：病因不清，可能与局部解剖、静脉瓣结构缺陷、静脉壁发育不良等有关。

◆ 病理：静脉壁变薄、扩张，平滑肌减少、稀疏。

◆ 人群及部位：儿童常见；常为单侧，颈内静脉近心端多见。

◆ 颈静脉扩张症多呈梭状扩张，少数呈囊状，前者为真性静脉瘤，后者既有真性静脉瘤又有假性静脉瘤。

◆ 假性静脉瘤罕见，多受到机械性外力（穿刺、外伤）或为病理性侵蚀（如静脉炎），影像学表现不易与真性静脉瘤鉴别，确诊需结合病史及病理。

◆ 临床表现：颈部囊性感包块，无搏动，压迫可缩小，咳嗽、屏气时增大；多无其他不适感。

◆ 治疗转归：多提倡保守治疗；对于包块直径大于 4cm、有明显症状、美观要求或继发血栓的患者可予手术治疗。

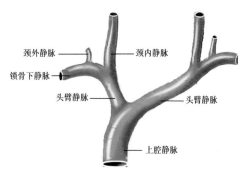

图 3-11-8　颈静脉解剖示意

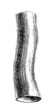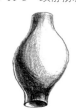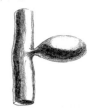

A:正常颈静脉　　B:局部梭状扩张　C:局部囊状扩张

图 3-11-9　颈静脉扩张症示意

超声诊断要点

双侧对比扫查

◆ 单侧颈静脉系统管腔局部囊状或梭形扩张。

◆ 与上下血管壁相延续。

◆ 增加胸腔内压时扩张明显，其内径是正常血管内径的 1.5 倍。

◆ 血流紊乱，但通畅。

◆ 注意有无血栓形成。

鉴别诊断

◆ 上腔静脉阻塞综合征：肿物等致上腔静脉受压、变细，各属支均扩张，双侧颈内静脉扩张、颜面及上肢肿胀。

◆ 右心衰致腔静脉压增高：右心衰时双侧颈内静脉扩张，上、下腔静脉均扩张，同时有肝大、腹水、下肢水肿等。

另附病例

※ 病史

患者男性，2 岁，发现右颈部肿物 4 个月余，局部压迫可消失，哭闹时变大。

※ 超声

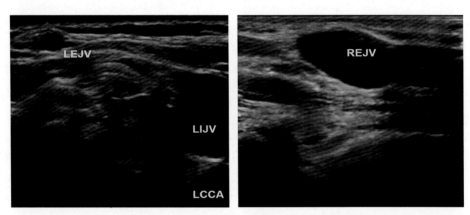

图 3-11-10 　左侧颈外静脉内径正常，内径为 0.3cm，右颈外静脉局部管腔扩张，内径为 1.2cm，范围为 3.0cm

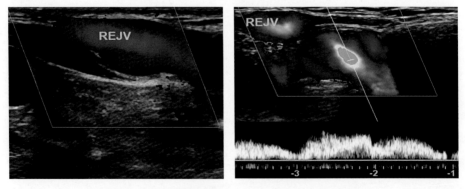

图 3-11-11 　右颈外静脉局部管径增宽，血流通畅

超声诊断　右颈外静脉局部瘤样扩张，考虑颈静脉扩张症（图 3-11-10、图 3-11-11）。

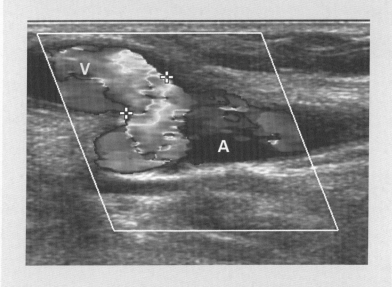

【第四章】

动静脉瘘

第一节　人工动静脉内瘘

病 例 1

※ 病史

患者男性，45 岁，发现肾功能异常 8 年，左前臂动静脉内瘘成形术，规律透析 2 年。引流静脉处听诊杂音清晰、明显，透析时流量可维持 320 ~ 350mL/min。

※ 超声

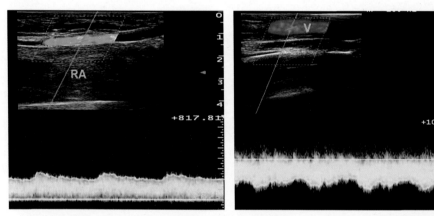

图 4-1-1　左前臂动静脉造瘘术后，左侧桡动脉，Vmax=160cm/s，引流静脉（V）管腔内透声好，血流通畅，Vmax=66cm/s

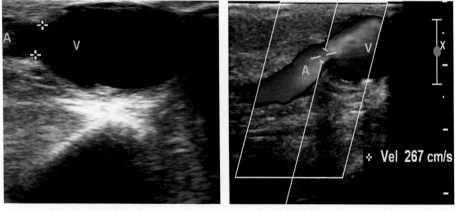

图 4-1-2　瘘口处内径为 0.63cm，Vmax=267cm/s，血流通畅，未见异常回声及狭窄

超声诊断　左前臂动静脉造瘘术后，未见明显异常（图 4-1-1、图 4-1-2）。

病 例 2

※ 病史

患者女性，61 岁，发现肾功能异常 10 年，左前臂动静脉内瘘成形术，规律透析 4 年。现透析时流量差，引流静脉处听诊杂音弱。

※ 超声

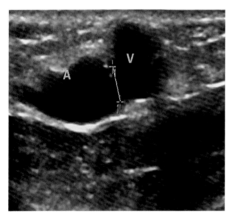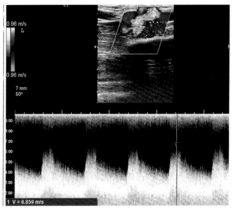

图 4-1-3 瘘口内径变窄，较宽处内径为 0.3cm，局部花色血流，Vmax=685cm/s，供血动脉 Vmax=112cm/s，两者比值大于 2.5

超声诊断 动静脉内瘘术后，瘘口处狭窄（图 4-1-3）。

病 例 3

※ 病史

患者男性，67 岁，发现肾功能异常 5 年，左前臂动静脉内瘘成形术，规律透析 1 年。引流静脉处听诊杂音消失。

※ 超声

超声诊断 动静脉内瘘术后，头静脉内血栓形成（图 4-1-4）。

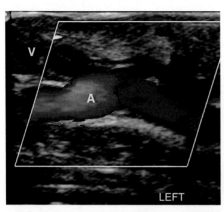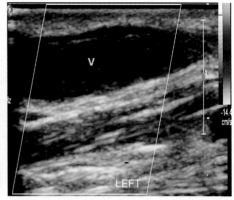

图 4-1-4　头静脉（V）管腔内可见低回声充填，未见血流信号

病 例 4

※ 病史

患者女性，56岁，发现肾功能异常10年，左前臂动静脉内瘘成形术，规律透析2年，透析时流量可维持在300～310mL/min。发现左前臂外侧局部肿块1周，有搏动感。

※ 超声

超声诊断　左上肢动静脉内瘘术后（图4-1-5），动脉端假性动脉瘤形成（图4-1-6、图4-1-7）。

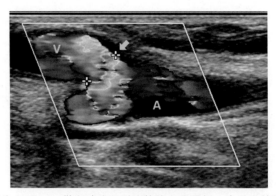

图 4-1-5　瘘口（⬆）内径为 0.62cm，供血动脉及引流静脉血流通畅，未见血栓形成及可疑狭窄部位

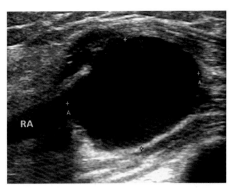
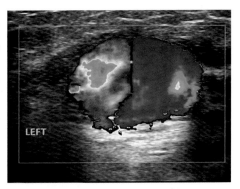

图 4-1-6　左侧桡动脉下段内侧一囊性包块，与桡动脉相通，内可见红蓝相间的血流信号

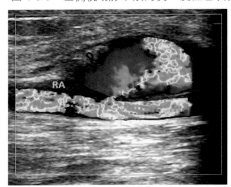
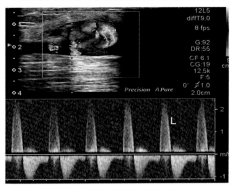

图 4-1-7　桡动脉局部可见一破口，宽为 0.10cm，破口处可探及双期双向血流频谱

病 例 5

※ 病史

患者男性，38 岁，发现肾功能异常 5 年，左前臂动静脉内瘘成形术后，规律透析 1 年，透析时流量差，自觉内瘘穿刺处肿痛。

※ 超声

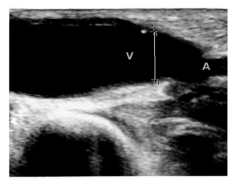
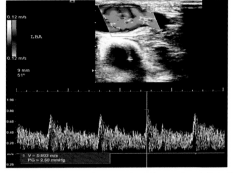

图 4-1-8　瘘口内径为 0.74cm，供血动脉及引流静脉血流通畅，未见血栓形成及可疑狭窄部位

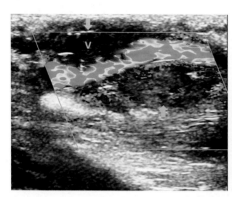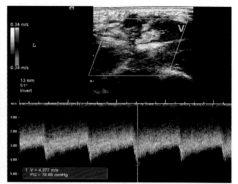

图 4-1-9　前臂切口处头静脉周围不均质低回声包块（ ⬆ ），大小为 4.4cm×2.3cm，未见明显血流信号，头静脉受压走行其中

超声诊断　左前臂动静脉内瘘术后（图 4-1-8），切口处头静脉周围不均质包块，考虑血肿（图 4-1-9）。

※ 评述

疾病概述

◆ 人工动静脉内瘘是指人为建立的一条动静脉之间的短路，主要用于血液透析治疗（图 4-1-10）。

◆ 前臂远端桡动脉和头静脉直接吻合是首选的长期血管通路。

◆ 手术部位原则：先上肢，后下肢；先非惯用侧，后惯用侧；先远心端后近心端，瘘口内径一般为 0.6 ~ 0.8cm。

◆ 吻合方式：端侧吻合（首选）、侧侧吻合（其次）、端端吻合（少用）（图 4-1-11）。

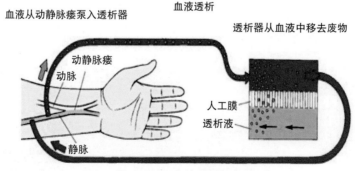

图 4-1-10　血液透析示意图

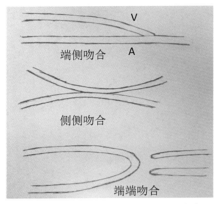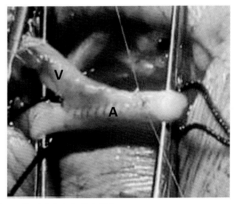

图 4-1-11 吻合示意图和端侧吻合实例图

◆ 理想血管

（1）引流静脉明显扩张动脉化一般需 3～4 周，过早易导致血管壁损伤、血管纤维化及管腔狭窄等并发症，使用寿命缩短。

（2）内瘘血流量正常标准临床尚存争议（部分认为≥300mL/min，部分认为应≥500mL/min）。

◆ 临床表现

吻合口静脉侧可触及搏动、明显的持续性震颤，听到粗糙血管杂音，表明内瘘通畅。如果只能触到搏动，震颤与杂音消失，原因可能是静脉远端狭窄或血栓形成。

超声评价内容

◆ 动脉评价：以尺、桡动脉为重点，必要时对肱动脉、腋动脉及锁骨下动脉检查。

（1）有无缺如、高位分支、发育不良等解剖变异。

（2）内径应大于 1.6mm，有无斑块（需标记）、狭窄或闭塞。

◆ 静脉评价：以前臂头静脉为主，贵要静脉可做备选。

（1）静脉走行及属支情况（标记优势属支或属支汇入位置）。

（2）内径：未使用止血带时，直径应大于 2.0mm；使用止血带时，直径应大于 2.5mm；

（3）有无血栓、狭窄、管壁增厚等。

（4）扩张能力是否良好。

◆ 血流量是评价瘘管功能的最佳指标，具体血流量标准是大于 300mL/min 还是大于 500mL/min，尚存争议。临床测量血流量的方法多在透析过程中使用，以超声稀释法最常用，简单方便，可靠性好。

◆ 超声仪测量血流量基本公式：血流量＝瘘口处速度时间积分 × 局部横截面积。但重复性差（受操作者水平、静脉动脉化引起的震颤、桡动脉的盗血等影响），技术依赖性强，临床应用受到一定限制。

◆ 成熟动静脉内瘘超声表现为静脉明显动脉化,供血动脉及引流静脉血流通畅,管壁光滑,无可疑狭窄部位;瘘口内径一般为 0.6 ~ 0.8cm;内瘘流量低于 300mL/min,应谨慎提示内瘘流量不足。

术后评价

超声常作为无创检测并发症的最佳选择,如血栓、狭窄、静脉瘤样扩张、血肿、动脉瘤、盗血等。

◆ 血栓形成:瘘口、引流静脉及供血动脉均可形成血栓,吻合口处最常见。

◆ 术后狭窄:多发生于瘘口及引流静脉,诊断瘘口狭窄基于瘘口处流速与供血动脉流速(近瘘口)的比值;诊断引流静脉狭窄基于可疑狭窄处流速与相邻静脉流速的比值,目前尚无统一超声诊断标准,推荐标准:流速比值≥ 2.5,狭窄≥ 50%。

◆ 假性动脉瘤:易发生于反复穿刺部位。

◆ 静脉瘤样扩张:引流静脉出现局限性扩张。

◆ 盗血综合征:瘘口以远的动脉血流反向,手部缺血症状(手掌和手指疼痛等)。

第二节　肾内动静脉瘘

病　例

※ 病史

患者男性，23 岁，间断无痛性全程肉眼血尿 8 天，伴有血块，逐渐出现无法自主排尿的症状，伴有腰背部不适，右侧明显。

※ 超声

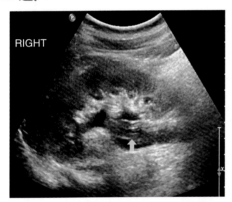 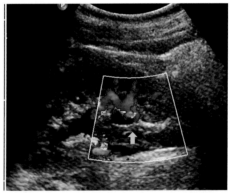

图 4-2-1　右肾积水，右肾窦内可见条形等回声（⬆），与肾窦分界清楚，无血流信号

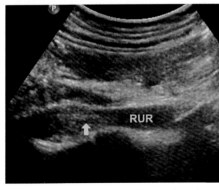 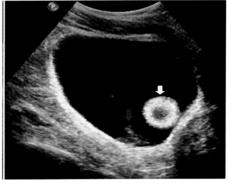

图 4-2-2　右输尿管上段管腔内条形等回声（⬆），膀胱导尿管置入术后，腔内不规则等回声团（⬆），导尿管球囊（⇧）（RUR：右侧输尿管）

超声诊断　右肾积水、右侧输尿管扩张伴其内条形、团状等回声，考虑凝血块，请结合临床（图 4-2-1、图 4-2-2）。

※ 输尿管镜检

◆ 膀胱内散在小血块。

◆ 右肾盂口、肾盂输尿管连接部血块形成，肾盂壁充血、渗血。

◆ 去除肾盂输尿管内血凝块。

3 个月后复查

追问病史：3 年前诊断为泌尿系结石，自诉行体外冲击碎石治疗，碎石后复查结石已排出。

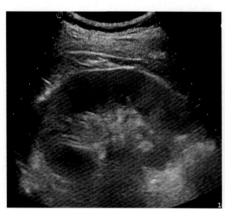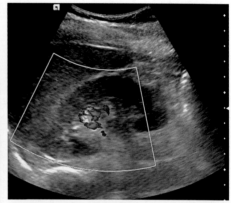

图 4-2-3　右肾积水消失，右肾上极局部异常团状血管

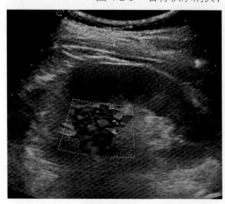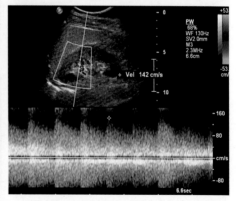

图 4-2-4　右肾上极局部异常团状血管处呈高速低阻动脉频谱

超声诊断　右肾上极局部异常血流团，考虑动静脉瘘（图 4-2-3、图 4-2-4）。

※ 其他影像——DSA

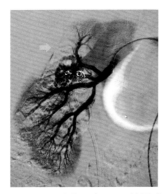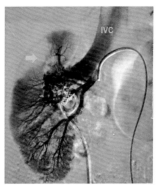

图 4-2-5 右肾上极局限性异常血管团（⬆），局部静脉显影早

血管造影诊断 右肾上极动静脉瘘（图 4-2-5）。

※ 评述

疾病概述

◆ 肾动静脉瘘，临床少见，是肾动静脉之间的异常通路。

◆ 根据病变来源可分为先天性、继发性和特发性。

◆ 继发性肾动静脉瘘多有先天性肾动静脉畸形的病变基础。

◆ 肾动静脉畸形是一种先天性血管发育异常，创伤、手术或其他原因易形成动静脉
瘘，畸形血管破溃引起血尿。

超声特征 彩色多普勒血流显像（CDFI）：肾内可见异常血管团，呈高速低阻动脉
频谱。

体会

◆ 血尿患者，除了常见的结石、肿瘤和炎症外，还应想到血管异常。

◆ 仔细检查，寻找异常血流信号。

◆ 密切结合病史。

第三节　外伤性动静脉瘘

病 例

※ 病史

患者男性，39岁，刀刺伤致全身多处受伤，皮肤苍白。

※ 超声

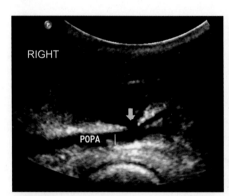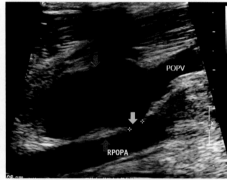

图 4-3-1　右下肢腘动脉、腘静脉局部管壁连续性中断，形成窗型瘘口（⬆），局部腘静脉呈瘤样扩张（⬆）

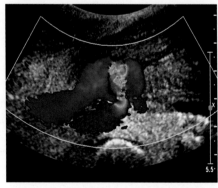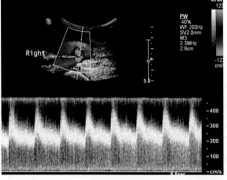

图 4-3-2　瘘口处血流自动脉流向静脉，呈五彩镶嵌样，为单向高速低阻动脉血流频谱

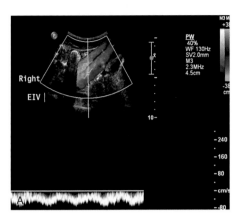
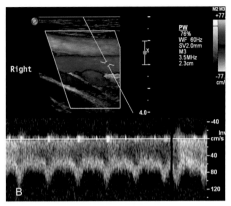

图 4-3-3 右侧髂外静脉动脉型频谱（图 A）；右侧股浅静脉动脉型频谱（图 B）

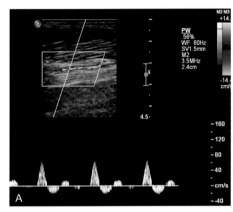
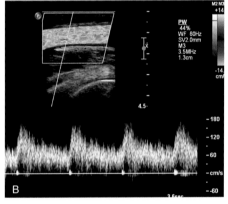

图 4-3-4 右侧股动脉频谱形态正常（图 A）；胫后动脉频谱呈低阻型（图 B）

超声诊断 右下肢腘动静脉瘘（图 4-3-1 ~图 4-3-4）。

※ 其他影像——CTA

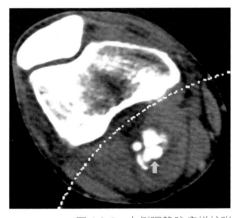
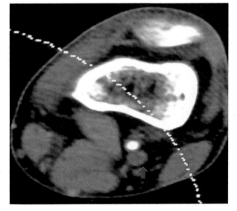

图 4-3-5 右侧腘静脉瘤样扩张、显影（⬆），对侧未显影（⬆）

CT 诊断 右侧腘动、静脉瘘可能（图 4-3-5）。

※ 评述

疾病概述

◆ 动静脉瘘指动、静脉之间的异常短路交通，多发生于四肢，分为先天性和后天性。

◆ 先天性动静脉瘘属血管发育异常，常为多发性，瘘口细小，影响骨骼及肌肉发育。

◆ 后天性动静脉瘘多由外伤引起，多为单发，瘘口较大，对全身血液循环影响较大。

临床表现

◆ 临床表现与瘘口大小、部位和形成时间有关。

◆ 急性期表现为损伤局部血肿，多数有震颤和杂音，部分出现远端肢体缺血。

◆ 慢性期者多为小瘘口，可有震颤、缺血、静脉回流障碍等表现。

超声表现

◆ 瘘口处动、静脉相通，局部静脉瘤样扩张。

◆ 瘘口处血流自动脉流向静脉，呈五彩镶嵌样、单向高速低阻动脉频谱。

◆ 瘘口供血动脉近心端频谱呈低阻型，远心端可正常，有时方向可逆转。

◆ 瘘口引流静脉血流频谱呈波动性，即"静脉血流动脉化"。

瘘口定位

◆ 二维超声心动图直接显示。

◆ "静脉血流动脉化"，静脉内高速动脉样血流频谱，流速越高，越接近瘘口。

◆ 同一条动脉低阻与高阻血流频谱交界区为瘘口区。

◆ 五彩镶嵌、高速湍流区为瘘口区。

超声价值

◆ 简便、直观、无创、灵敏度高、重复性好，可作为动静脉瘘的首选检查方法。

◆ 可动态、清晰地显示瘘口局部及两侧血流动力学情况。

◆ 可为临床治疗方案提供依据，并评估疗效。

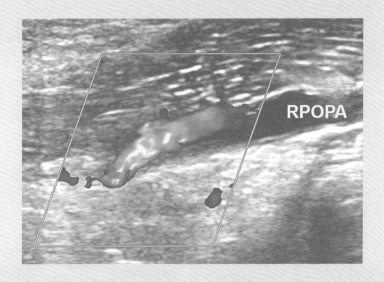

【第五章】

血管压迫综合征

第一节　胸廓出口综合征

病　例

※ 病史

患者女性，48 岁，右上肢上举后憋胀、疼痛、皮肤发青，胸部 X 线：未见异常。

※ 超声

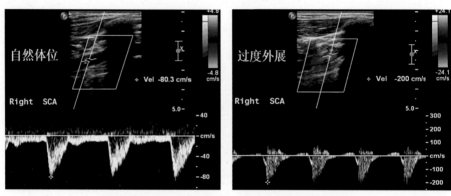

图 5-1-1　右锁骨下动脉：自然体位，空窗窄带频谱（Vmax=80cm/s）；过度外展，宽带型频谱，流速加快（Vmax=241cm/s）

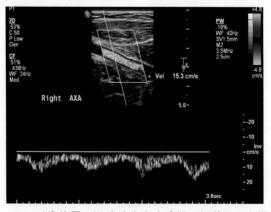

图 5-1-2　过度外展，远端动脉流速减低，频谱呈"小慢波"

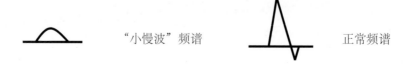

　　　　　　"小慢波"频谱　　　　　　　　　　　　　　　正常频谱

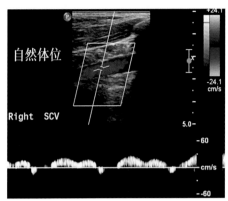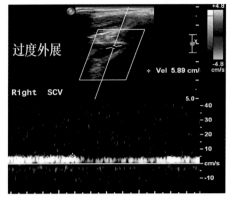

图 5-1-3　右锁骨下静脉：自然体位频谱形态正常；过度外展位波形平坦，无期相性

超声诊断　过度外展位右侧锁骨下动、静脉频谱异常，考虑胸廓出口综合征（图 5-1-1 ~图 5-1-3）

※ **扫查体位**（图 5-1-4）

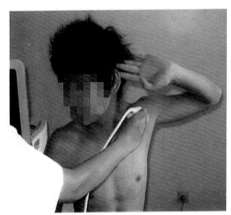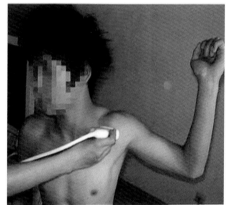

图 5-1-4　过度外展位：行军礼位、宣誓位

引自：唐杰，温朝阳．腹部及外用血管彩色多普勒诊断学 [M]．3 版．北京：人民卫生出版社，2014.

※ **评述**

疾病概述

◆ 胸廓出口综合征，指臂丛神经及锁骨下动、静脉在经过锁骨和第一肋骨之间的胸廓出口处，受到骨性组织或软组织压迫而产生的一组神经或（和）血管受压的症候群。

◆ 多为臂丛神经受压（大于 95%），锁骨下动脉、静脉受压少见（小于 5%），女性好发。

临床表现

◆ 病变较轻时一般无症状。

◆ 特殊体位：出现神经、血管受压相关症状，多见于上肢抬高位（如梳头、举杯）。

◆ 常见血管症状：发凉、麻木、无力、指端苍白、肿胀、青紫。

诊断思路

◆ 主诉为右上肢抬高时憋胀、疼痛、皮肤发青，变换体位后症状可消失，提示本病。

◆ 超声检查（过度外展位）：①动脉流速增快，大于或等于自然状态下的两倍；②静脉波形平坦甚至无血流显示（本病例符合这2个条件），进一步提示本病。

◆ 临床进一步检查（X线、CT、MRI），综合分析做出判断，采取适宜的治疗方案。

第二节 "胡桃夹"综合征

※ 评述

疾病概述

◆ "胡桃夹"综合征即左肾静脉压迫综合征（图 5-2-1），是腹主动脉（AO）与肠系膜上动脉（SMA）之间的夹角过小或左肾静脉走行异常，位于脊柱与 AO 之间，引起左肾静脉受压、回流障碍，从而引起反复血尿和蛋白尿。

◆ 该综合征分为：前、后两种，多为前 "胡桃夹"综合征，本节主要学习前 "胡桃夹"综合征。

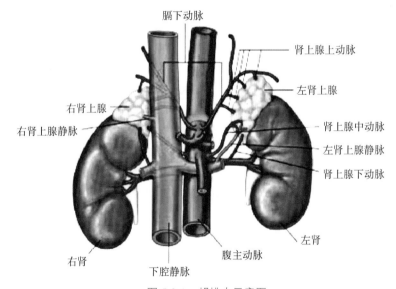

图 5-2-1 胡桃夹示意图

引自:（加）哈奇森（Hutchison，S.J.）.（加）福尔摩斯（Holmes，K.C.）.血管和血管内超声纲要 [M].何文等译.天津：天津科技翻译出版公司，2013.

◆ 发病机制：AO 与 SMA 正常夹角为 45°～60°，青春期身高生长迅速、椎体伸展、体型瘦长可使夹角变小，左肾静脉受压产生蛋白尿、血尿（图 5-2-2）。

◆ 临床表现：无症状镜下或肉眼血尿、直立性蛋白尿，多在剧烈运动后或傍晚出现，多见于体型瘦长的儿童或青少年。

◆ "胡桃夹"综合征多见于儿童，占儿童血尿的 33.3%，应引起临床和影像医师的关注。

◆ 治疗方法：保守、手术、介入。

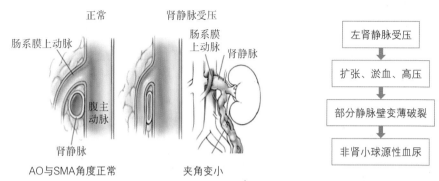

图 5-2-2　胡桃夹示意图及发病机制

超声表现

◆ AO 与 SMA 之间夹角变小，左肾静脉受压变窄，肾门处肾静脉扩张，狭窄处血流束变细，紊乱，流速加快（图 5-2-3、图 5-2-4）。

◆ 仰卧位左肾静脉扩张处与狭窄处前后径比值大于 3，脊柱后伸位 20 分钟后比值大于 4（数据来源于《血管和浅表器官超声检查指南》）。

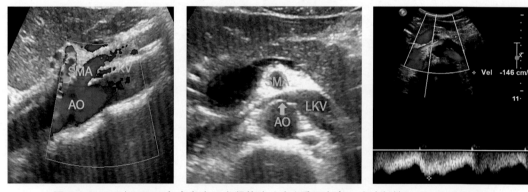

图 5-2-3　AO 与 SMA 角度变小，左肾静脉（↑）受压变窄，流速加快，Vmax=144cm/s

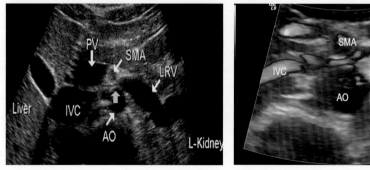

图 5-2-4　仰卧位检查：二维超声心动图及彩色多普勒超声显示左肾静脉（↑）于 AO 与 SMA 之间受压变窄

病 例 1

※ 病史

患儿男性，12 岁，出现无症状性肉眼血尿 2 天。

※ 超声

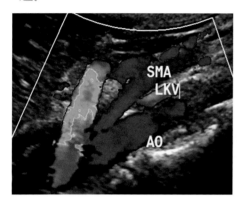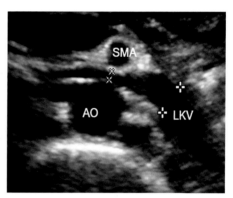

图 5-2-5　AO 与 SMA 间夹角变小，左肾静脉受压，内径为 2.0mm，肾门处左肾静脉扩张，内径为 8.2mm，比值大于 3

超声诊断　左肾静脉"胡桃夹"现象（图 5-2-5）。

病 例 2

※ 病史

患儿男性，16 岁，肉眼血尿伴蛋白尿。

※ 超声

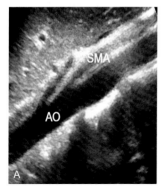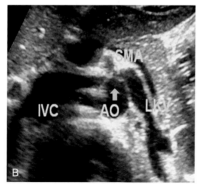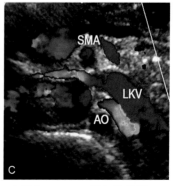

图 5-2-6　AO 与 SMA 夹角变小（图 A）；左肾静脉（↑）受压变窄，内径为 1.9mm，肾门处扩张，内径为 9.0mm，比值大于 3（图 B、图 C）

超声诊断　左肾静脉"胡桃夹"现象（图 5-2-6）。

※ 其他影像——CT

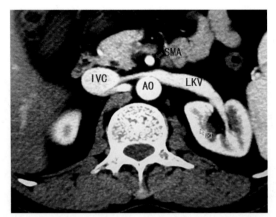

图 5-2-7　左肾静脉走行于肠系膜上动脉与腹主动脉之间，受压变窄

CT 诊断　左肾静脉受压变窄，考虑"胡桃夹"综合征（图 5-2-7）。

病 例 3

※ 病史

患者男性，21 岁，精索静脉曲张。

※ 超声

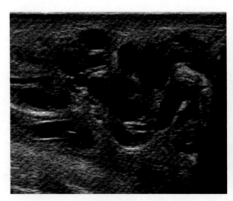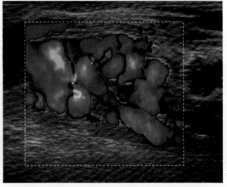

图 5-2-8　左侧精索静脉迂曲扩张，内径为 1.9mm，Valsalva 试验后内径为 3.7mm

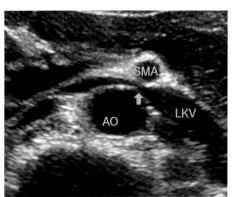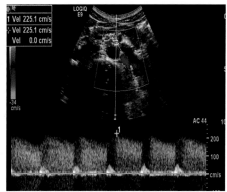

图 5-2-9 AO 与 SMA 间左肾静脉（⬆）内径为 1.9mm，局部血流速度增快，Vmax=225cm/s，肾门侧扩张，内径为 10mm

超声诊断 左侧精索静脉曲张（图 5-2-8），左肾静脉"胡桃夹"现象（图 5-2-9）。

超声价值

◆ 超声简单、方便、经济、动态、易掌握、无须造影剂，可提供左肾静脉内径及狭窄处的峰值流速，为"胡桃夹"综合征的首选检查方法。

◆ 诊断"胡桃夹"综合征，应结合临床，根据声像图做出诊断，应除外肿瘤、结石、感染、畸形及肾小球疾病。

第三节 后"胡桃夹"综合征

病 例

※ 病史

患者女性，32岁，发现蛋白尿2年、血尿1个月，无高血压、水肿及肾功能异常。

※ 超声

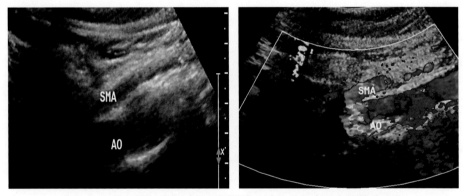

图 5-3-1 纵切面：腹主动脉与肠系膜上动脉之间未见左肾静脉走行

超声诊断 左肾静脉后"胡桃夹"综合征（图5-3-1、图5-3-2）。

※ 其他影像——CT

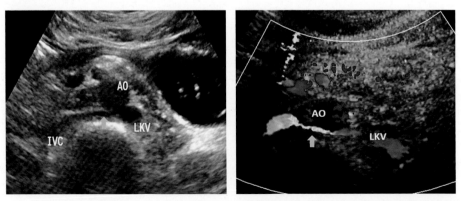

图 5-3-2 横切面：左肾静脉（↑）走行于腹主动脉与脊柱之间，腹主动脉后方左肾静脉受压变窄（1.5mm），局部血流速度增快，呈花色，Vmax=142cm/s，腹主动脉左侧近肾门段左肾静脉增宽（8.5mm），Vmax=23cm/s

CT 诊断　后"胡桃夹"综合征（图 5-3-3）。

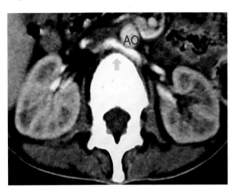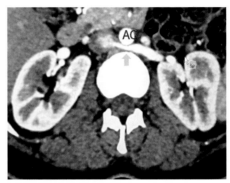

图 5-3-3　左肾静脉（⬆）走行于腹主动脉与脊柱之间，受压变窄

※ 评述

疾病概述

◆ "胡桃夹"综合征，即左肾静脉压迫综合征，肾静脉系统压力增高，可扩张迂曲，静脉壁变薄、破裂，临床上出现血尿、蛋白尿。多为镜下或肉眼、非肾小球源性、无症状性血尿。直立性蛋白尿多在剧烈运动后出现，多见于体型瘦长者。

◆ 临床分为前"胡桃夹"综合征（左肾静脉走行于肠系膜上动脉与腹主动脉之间）与后"胡桃夹"综合征（左肾静脉走行于腹主动脉与脊柱之间）。

超声诊断要点

◆ 左肾静脉受压变窄。

◆ 局部血流速度增快。

临床治疗原则

症状较轻者多为动态观察，病程两年以上症状仍无缓解或进行性加重者，可行介入及手术治疗。

第四节 髂静脉卡压综合征

※ 评述

疾病概述

◆ 髂静脉卡压综合征（iliac vein compression syndrome，IVCS）又称 May-Thumer 综合征、Cockett 综合征，是由于左侧髂总静脉受压导致左下肢静脉回流障碍而引起左下肢肿胀、侧支循环开放、静脉血栓形成等一系列并发症的临床综合征。

◆ 根据病因可分为：先天性（原发性）髂静脉卡压综合征及继发性髂静脉卡压综合征。

※ 先天性髂静脉卡压综合征

为左髂总静脉被从前方跨过的右髂总动脉压迫，致静脉管腔狭窄或闭塞，引起髂静脉血流受阻，占 72%（图 5-4-1）。

解剖特点

◆ 左、右髂总静脉于第 5 腰椎平面右侧汇合成下腔静脉，右侧髂总静脉几乎呈直线与下腔静脉连续，左侧髂总静脉相对横行向右走行，与下腔静脉几乎成直角汇合。

◆ 腹主动脉相当于第 4 腰椎平面分出左、右髂总动脉，右侧髂总动脉跨越左髂总静脉前方，然后向下延伸。

◆ 左侧髂总静脉受前方右侧髂总动脉的压迫，后方受腰骶部生理性前凸的推挤，造成前压后挤。

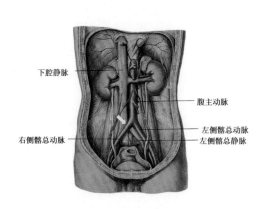
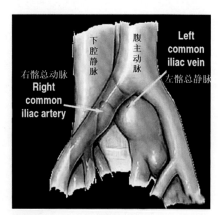

图 5-4-1 左侧髂静脉受压示意图

临床表现

◆ 早期：下肢肿胀、乏力，女性经期延长、量增多，月经期下肢肿胀加重。

◆ 中期：静脉压升高，下肢静脉瓣功能不全，浅静脉曲张、小腿色素沉着、精索静脉曲张等。

◆ 晚期：小腿溃疡、下肢静脉继发血栓形成。

超声表现

◆ 左侧髂静脉受压处管腔变扁，前后径变小，左右径增宽，可达 4cm，受压的远端呈"喇叭口"状改变。

◆ 常伴髂静脉腔内血栓，病程较长者同侧下肢深静脉血栓，并大量侧支循环形成。

◆ 受压狭窄处血流"五彩镶嵌"，持续性高速静脉频谱，受压完全闭塞时血流中断，远段静脉血流速度减慢。

◆ Valsalva 试验静脉血流速度变化不明显。

※ 继发性髂静脉卡压综合征

因受盆腔脏器原发或转移性肿瘤压迫，或邻近组织的炎症纤维粘连、血肿等，导致髂静脉不同程度狭窄或闭塞，引起髂静脉回流障碍。

临床表现

◆ 下肢肿胀、静脉曲张，曲张以臀部及下腹部明显。

◆ 下腹部或髂窝扪及质硬肿块，以子宫、附件及腹膜后肿瘤多见。

◆ 部分人有盆腔、腹膜后肿瘤手术史，或接受放疗史。

超声表现

◆ 髂静脉局部受压变窄，常有不同程度的移位，周围可见实性肿块。

◆ 同侧下肢深静脉血栓及浅静脉曲张。

◆ 腹股沟可见肿大淋巴结。

◆ 受压处髂静脉血流变细、明亮，不规则，可探及高速连续血流频谱，完全闭塞时无血流信号。

病 例 1

※ 病史

患者男性,56 岁,左下肢间断肿胀 4 年余,先以足踝为著,肿胀范围逐渐蔓延至大腿,休息后缓解,活动后加重。

※ 超声

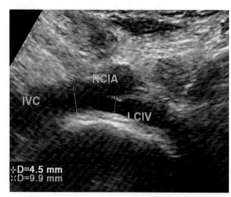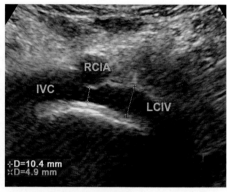

图 5-4-2 左髂总静脉近心端受前方右髂总动脉及后方脊柱压迫局部管径变细,内径为 0.45cm,远端内径为 1.0cm,远端似"喇叭口"状

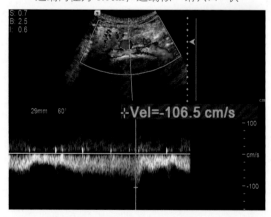

图 5-4-3 左髂总静脉局部受压处流速加快,Vmax=106cm/s

超声诊断 左髂总静脉局部受压性改变,考虑髂静脉卡压综合征(图 5-4-2、图 5-4-3)。

术中造影 左髂总静脉近端受压,狭窄率约为 50%,未见明显侧支循环。

临床诊断 左髂静脉卡压综合征,双下肢静脉瓣功能不全。

病 例 2

※ 病史

患者女性，24岁，产后第五天，腹部用力后突发左腹股沟区疼痛、憋胀，左下肢活动时疼痛加重。

※ 超声

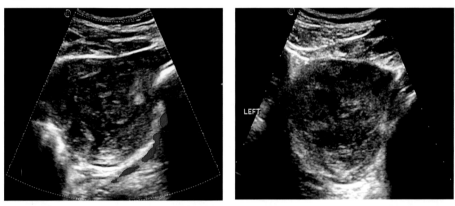

图 5-4-4　左侧髂窝类圆形不均质等、低回声包块，大小为 6.4cm×7.8cm，边界清楚，内部无血流信号

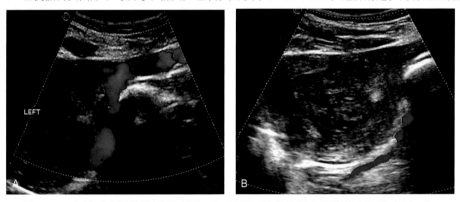

图 5-4-5　包块致左髂静脉受压（图 A）；周围可见多发迂曲扩张的小静脉（图 B）

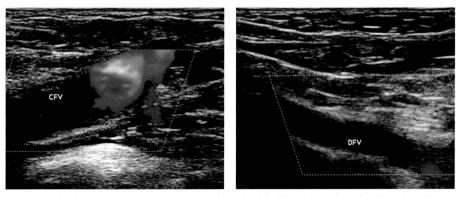

图 5-4-6　左侧股总、股深静脉管径增宽，管腔内透声差，为低回声充填，未见血流信号

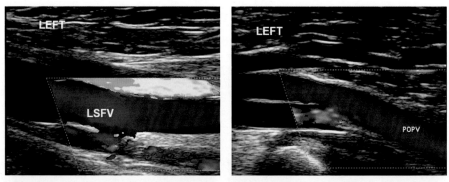

图 5-4-7　左侧股浅、腘静脉彩色血流暗淡，流速减低

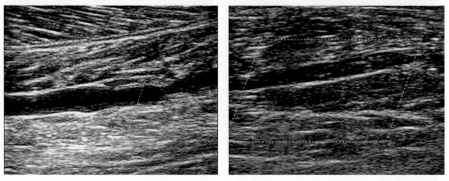

图 5-4-8　左侧小腿数支肌间静脉管径增宽，管腔透声差，低回声充填，未见血流信号

超声诊断　左侧髂窝不均质等、低回声团块，考虑血肿形成；左侧髂静脉受压（图
5-4-4，图 5-4-5）；左侧股总、股深静脉血栓形成（急性）；左侧肌间静脉血栓形成（急性）
（图 5-4-6 ~图 5-4-8）。

术中造影　左髂静脉破裂，周围组织包绕形成瘤腔，周围大量侧支循环建立；左髂静
脉卡压，行球囊扩张术，置入支架一枚。

临床诊断　左髂静脉破裂出血；血肿形成；左髂静脉卡压综合征；左下肢深静脉血栓
形成。

术后 1 个月复查

超声诊断 左侧髂静脉周围血肿，左髂静脉支架置入术后，支架内血栓形成（图 5-4-9）。

本病体会

◆ 单侧（左）下肢肿胀或慢性静脉瓣功能不全，应排除髂静脉卡压综合征。

◆ 急性髂股静脉血栓取栓术时，应确定有无髂静脉卡压综合征。

◆ 髂总静脉位置较深，有肠气干扰，部分患者（特别是肥胖者）显示不清楚。

◆ 血管造影是髂静脉卡压综合征诊断的金标准。

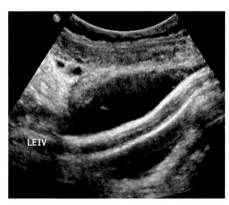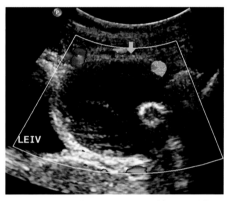

图 5-4-9 左侧髂静脉周围低回声包块(⬆)，大小为 3.0cm×2.9cm，边界清，无血流信号，支架内透声差，低回声充填，无血流信号

第五节 腘血管陷迫综合征

※ 评述

疾病概述

腘血管陷迫综合征（Popliteal Vascular Entrapment Syndrome，PVES），是一种先天变异性疾病，是指腘窝的异常肌肉、纤维索带或者腓肠肌内外侧头肥大压迫腘动脉或腘静脉，引起相应的病理改变和临床表现，以腘动脉受累最为常见。

多见于青壮年，男性多于女性，30% 为双侧。

间歇性跛行，进行性加重为特点。

解剖分型

据腘动脉与其周围结构的异常解剖关系，PVES 分为 5 型和 1 种附加类型（图 5-5-1）：

◆ Ⅰ型：腘动脉位于腓肠肌内侧头的内侧（16%）；
◆ Ⅱ型：腓肠肌内侧头附着点异常，致腘动脉位于其内侧（68%）；
◆ Ⅲ型：腓肠肌异常的肌束、纤维束（8%）；
◆ Ⅳ型：腘动脉位于腘肌前方（8%）；
◆ Ⅴ型：腘动静脉位于腘肌前方，同时受累；
◆ Ⅵ型：功能性 PVES，无解剖学异常。

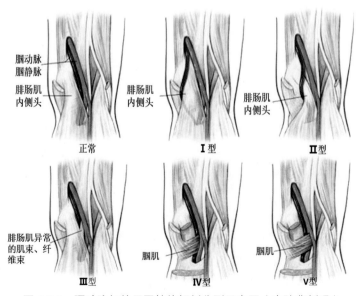

图 5-5-1 腘动脉与其周围结构解剖分型示意图（右膝背侧观）

病理生理

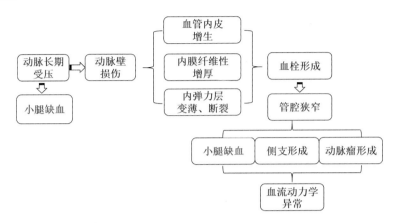

临床表现

◆ 动脉受压致肢体缺血、发凉、麻木、间歇性跛行、静息痛甚至溃疡坏疽。

◆ 静脉受压，出现小腿部皮肤瘙痒、皮质硬化、色素沉着等静脉回流障碍的表现，严重者有深静脉血栓形成。

◆ 若累及神经，则出现下肢麻木、感觉异常等。

声像图表现

◆ 腘血管空间位置变化，常为动脉向内侧移位，腘动、静脉间距增大。

◆ 腘动脉中段狭窄或闭塞，狭窄时血流五彩镶嵌，可有动脉瘤形成，管腔闭塞时血流中断。

◆ 膝周多发侧支循环形成。

◆ 腘动脉未闭塞时，用力跖屈或背屈患足（即体位变化检查），腘动脉管腔及峰值流速变化明显。

鉴别诊断

◆ 动脉粥样硬化闭塞　多见于老年患者，常有危险因素，如吸烟、高血脂、高血压等，病变范围较广，主要累及大中动脉。

◆ 血栓闭塞性血管炎　40 岁以下多见，常有吸烟史，主要累及中小血管，病变呈节段性。

◆ 腘动脉外膜囊性变　是血管外膜内的单房或多房的囊肿压迫血管壁的中膜及内膜，导致局部管腔狭窄或闭塞，好发于腘动脉，多见于青壮年。声像图表现为：沿血管壁走行、附着于血管外膜的囊肿，囊腔与管腔不相通。

病 例

※ 病史

患者男性，21岁，右小腿间歇性跛行，进行性加重2个月。伴右足疼痛、发凉40天，无憋胀、麻木、皮肤青紫及活动障碍，右足皮肤温度低于对侧，未扪及右侧胫后动脉及足背动脉搏动。

※ 超声

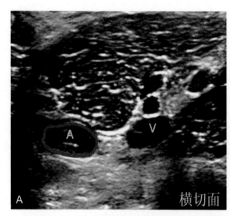 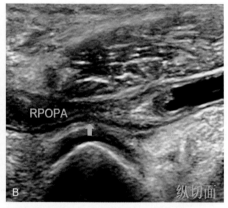

图 5-5-2 　右侧腘动脉走行异常，动脉受压变扁，动、静脉间距增大（图A）；右侧腘动脉受压变细（⬆），腔内血栓形成，远段相对扩张（⬆）（图B）

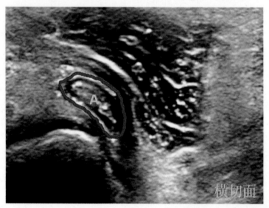

图 5-5-3 　右侧腘动脉受压、变扁，管壁增厚，腔内血栓形成

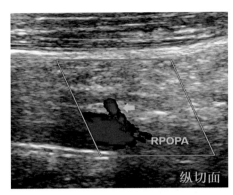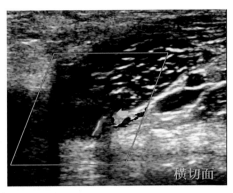

图 5-5-4　右侧腘动脉管腔内血栓形成，近心段血流截断，周围可见侧支（⬆）形成

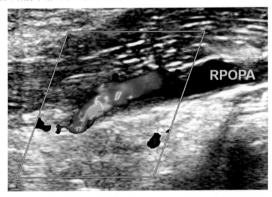

图 5-5-5　右侧腘动脉远心段血流大部充盈，来源于侧支

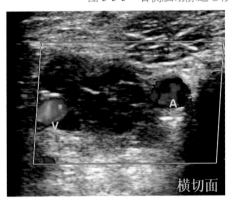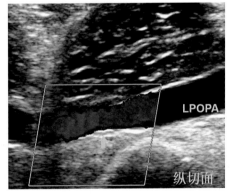

图 5-5-6　左侧腘动脉走行异常，动、静脉间距增大，腘动脉管径略细（⬆），血流无明显异常

超声诊断　双侧腘动脉受压并右侧血栓形成，符合腘血管陷迫综合征声像图改变，请结合临床（图 5-5-2 ~图 5-5-6）。

※ 其他影像——CTA

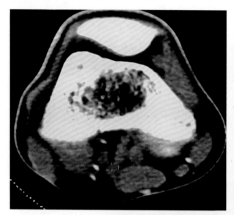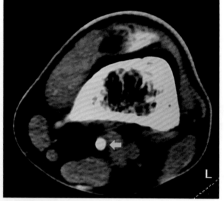

图 5-5-7 左侧腘动脉无明显狭窄（↑），右侧腘动脉闭塞（↑），周围侧支形成

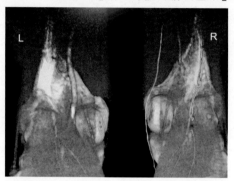

图 5-5-8 左侧腘动脉轻度移位，右侧腘动脉闭塞不显影，膝关节周围大量侧支形成

CT 诊断 左侧腘动脉轻度移位，右侧腘动脉闭塞不显影，双侧腘窝陷迫综合征不除外（图 5-5-7、图 5-5-8）。

※ 其他影像——MRI

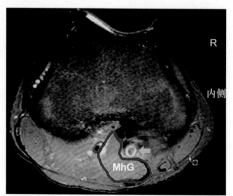

图 5-5-9 右侧腘动脉（↑）走行于腓肠肌内侧头内侧，管腔信号不均匀
（MhG：腓肠肌内侧头）

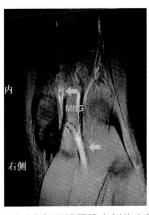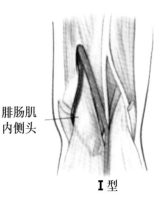

腓肠肌
内侧头

I 型

图 5-5-10　右侧腘动脉（⬆）走行于腓肠肌内侧头内侧，腘动脉受压、管腔信号不均匀、连续性中断（虚线）

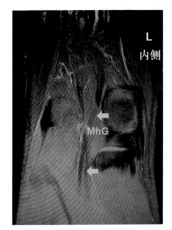

图 5-5-11　左侧腘动脉（⬆）走行于腓肠肌内侧头内侧，轻度移位，管腔信号均匀

MRI 诊断　考虑双侧腘动脉陷迫综合征 I 型并右侧腘动脉血栓形成（图 5-5-9 ～图 5-5-11）。

治疗　右侧腘动脉切开取栓术＋腓肠肌内侧头重建术。

术中　腓肠肌内侧头压迫腘动脉，腘动脉外膜增厚，与周围组织严重粘连，逐层剥除粘连组织，累计长约为 5cm。

临床诊断　双侧腘动脉陷迫综合征；右侧腘动脉血栓形成。

超声价值

◆ 超声可以用于本病的初筛及随访，能明确腘动脉是否受压闭塞，血流动力学变化，以及有无血栓，观察侧支循环。

◆ 由于近 50% 正常人踝关节主动跖屈时亦可出现腘动脉受压闭塞的情况，需仔细观察其走行、间距，避免假阳性。

◆ 确诊需 MRI+MRA。

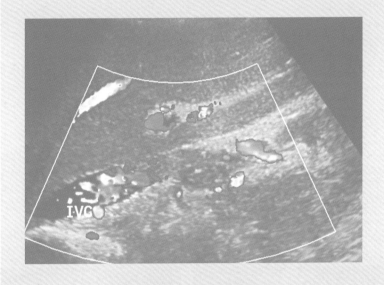

【第六章】

肿瘤性疾病累及血管

第一节　肾肿瘤并肾静脉及下腔静脉瘤栓

病 例 1

※ 病史

患者男性，61 岁，出现间断无痛性肉眼血尿 10 天余。

※ 超声

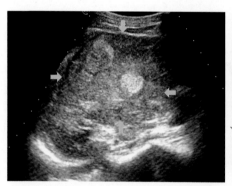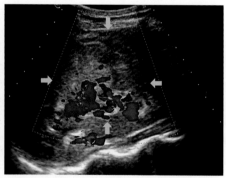

图 6-1-1　右肾形态失常，中下部实性占位（⬆），大小为 7.0cm×7.5cm×6.7cm，回声不均匀，血流信号
丰富

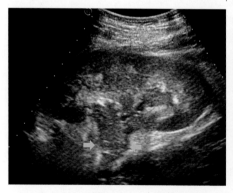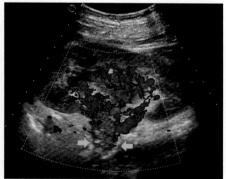

图 6-1-2　右肾静脉增粗，实性组织充填，周边血流信号

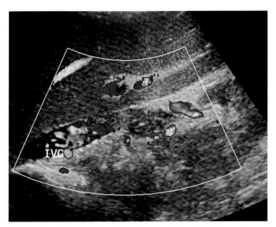

图 6-1-3　下腔静脉（右肾静脉汇入段）内实性组织充填，血流信号明显减少

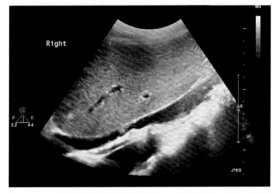

图 6-1-4　下腔静脉内实性组织，活动度大（动态图）

超声诊断　右肾实性占位，考虑恶性（图 6-1-1）；右肾静脉及下腔静脉内瘤栓形成（图 6-1-2 ~图 6-1-4）。

病　例 2

※ **病史**

患者女性，68 岁，于外院行 CT 检查发现右肾占位 3 天。

※ **超声**

超声诊断　右肾静脉、下腔静脉及右房内实性占位，结合病史，考虑瘤栓（图 6-1-5、图 6-1-6）。

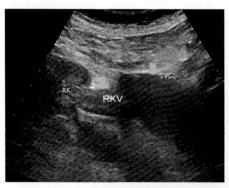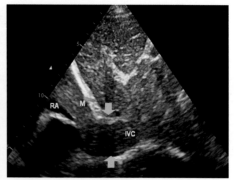

图 6-1-5　右肾静脉、下腔静脉增宽，实性组织充填，下腔静脉至右房内实性组织充填（ ⬆ ）（RKV：右肾静脉　RA：右房）

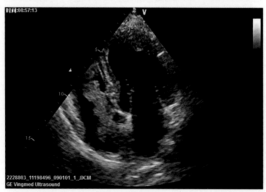

图 6-1-6　右房内实性组织充填（动态图）

※ 评述

疾病概述

◆ 肾癌具有侵袭血管的倾向，主要侵犯肾静脉，继而下腔静脉，甚至右心房，形成瘤栓，是肾癌独特的生物学特性之一，发生率占肾癌的 10% 左右。

◆ 肾癌有无侵及静脉系统，对肿瘤分期及治疗方案有重要意义，术前影像学检查应观察肾静脉、下腔静脉、甚至右房有无瘤栓。

声像图特点

◆ 患侧肾静脉、下腔静脉增粗。

◆ 管腔内实性组织充填，下腔静脉和右房内的部分病灶活动度大。

◆ 血流信号部分或全部缺失。

超声检查中发现肾脏恶性占位，应进一步扫查患侧肾静脉及下腔静脉，以除外瘤栓。

第二节　颈内静脉瘤栓

病 例

※ 病史

患者女性，46 岁，发现右侧颌下区肿物 5 个月，局部肿胀、质硬。

※ 超声

超声诊断　右侧颌下腺内多发低回声实性肿物，考虑恶性（图 6-2-1、图 6-2-2）；右侧颌下腺肿物侵及右侧颈内静脉并癌栓形成（图 6-2-3、图 6-2-4）。

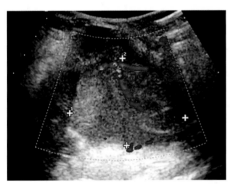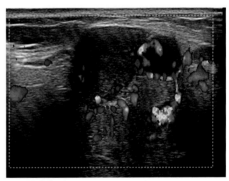

图 6-2-1　右侧颌下腺内可见多发低回声实性肿物，较大者为 5.5cm×4.1cm，边界不清楚，形态尚规则，血流信号较丰富

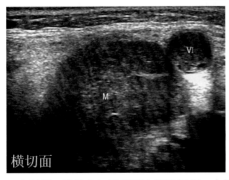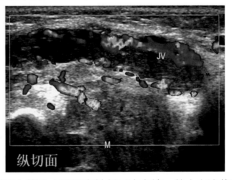

图 6-2-2　右侧颌下腺肿物与同侧颈内静脉相邻，右侧颈内静脉内可见实性低回声充填，其内血流信号丰富

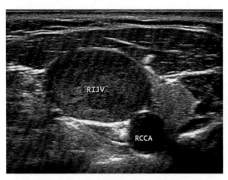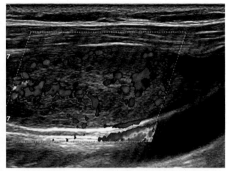

图 6-2-3　右侧颈内静脉内径较同侧颈总动脉明显增宽，颈内静脉内可见实性低回声充填，其内血流信号丰富

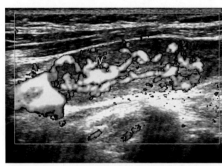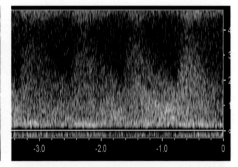

图 6-2-4　右侧颈内静脉内实性低回声肿物，血流信号丰富，高速低阻动脉血流频谱

※ 其他影像——CT

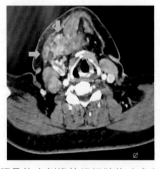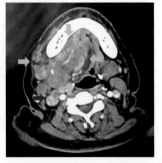

图 6-2-5　右侧下颌骨体内侧缘软组织肿物（⬆），右侧颌下腺受累，右侧颈内静脉癌栓（⬆）形成

CT 诊断　右侧下颌骨体内侧缘软组织肿物，考虑恶性，右侧颌下腺受累，右侧颈内静脉癌栓形成（图 6-2-5）。

※ 病理

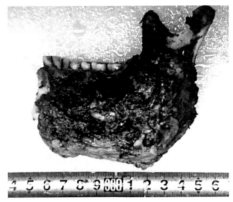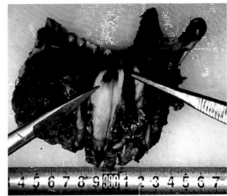

图 6-2-6　右侧下颌骨及口底肿物切除标本：紧贴颊黏膜可见一肿物，切面呈灰白、灰黄色，分叶状，质脆，表面部分可见包膜

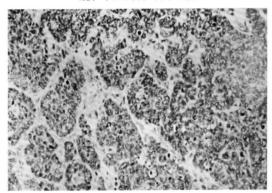

图 6-2-7　恶性肿瘤，癌组织浸润周围横纹肌组织，脉管内可见癌栓，累犯神经（HE，×100）

病理诊断　恶性肿瘤，符合癌在多形性腺瘤中（图 6-2-6、图 6-2-7）。

※ 评述

疾病概述

◆ 瘤栓（癌栓），是指血管腔内的继发于恶性肿瘤的肿块。

◆ 颈内静脉瘤栓多为继发于头颈部恶性肿瘤。

◆ 一侧颈内静脉瘤栓，血流由同侧颈部浅静脉或对侧静脉系统回流，血液回流障碍相关症状不明显，若瘤栓由颈内静脉延伸至上腔静脉，血液回流障碍，可出现上腔静脉综合征。

声像图特点

◆ 颈内静脉增宽，管腔内实性组织充填，与管壁分界不清楚。

◆ 肿块内可见血流信号。

◆ 相应的血液回流障碍表现。

◆ 与血栓相鉴别，血栓内无血流信号、与管壁分界清楚，超声造影诊断价值高。

第三节 头静脉内马松瘤

病 例

※ 病史

患者男性，58岁，发现左前臂中段"包块"1个月，无不适症状。

※ 超声

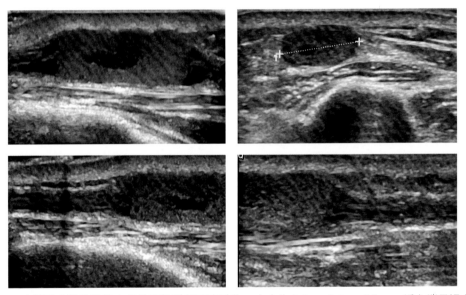

图 6-3-1　左前臂中段头静脉内实性不均质低回声肿物，大小为 2.4cm×0.6cm×0.9cm，近心端及远心端静脉管壁略增厚

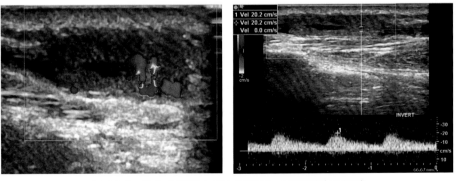

图 6-3-2　肿物内部较丰富血流信号，可探测动脉频谱

超声诊断 左前臂中段头静脉内实性肿物，性质待定（图 6-3-1、图 6-3-2）。

※ 病理

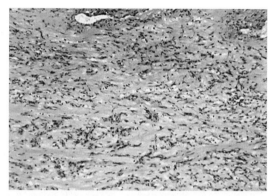

图 6-3-3　肿瘤细胞排列成毛细血管样或实性索条状，内皮细胞成梭形，部分细胞质内可见空泡，细胞轻度异型（HE，×100）

病理诊断 血管内皮瘤（图 6-3-3）。

※ 评述

疾病概述

◆ 马松瘤（Masson 瘤），又称疣状血管内血管内皮瘤、Masson 假血管肉瘤和血管内乳头状内皮增生，不是肿瘤性病变，属于机化性血栓的一种特殊类型。

◆ 一般认为本病是血管内皮细胞的良性乳头状增生（细胞肥大但无异型性），发生部位广泛，常见于头颈和四肢皮肤，既往局部常有血管损害。

病理学 血管内膜破坏、纤维化，同时伴有丰富的乳头状内皮细胞增生，其内有大量的新生血管形成。

免疫组化 特定的血管内皮细胞标记物Ⅷ因子相关抗原（＋）、CD34（＋）。

根据病理分 3 型

◆ 原发型，病变局限于扩张的血管腔内。

◆ 继发型，病变继发于原有的血管病变，如动静脉畸形、血管瘤、静脉曲张等。

◆ 源于血肿的血管外型。

诊断要点

◆ 浅静脉内实性低回声团块。

◆ 好发于头颈、四肢。

◆ 团块内可见血流信号、动脉或静脉频谱。

◆ 本病少见，超声表现为非特异性声像图，确诊需进行病理检查。

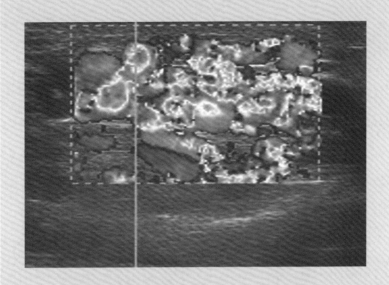

【第七章】
先天发育异常

第一节 K-T综合征

病 例

※ 病史

患者女性，20岁，自幼右下肢较对侧粗，大面积紫红色斑，皮温高，右小腿浅静脉扩张，右上肢较对侧粗，大面积紫红色斑（图7-1-1、图7-1-2）。

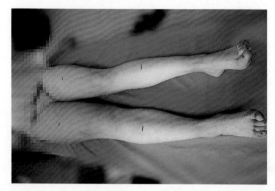

图 7-1-1 右下肢较对侧粗、长，皮肤表面紫红色斑

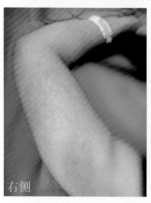
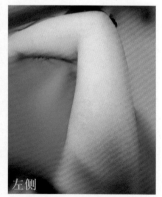

图 7-1-2 右上肢较对侧粗，皮肤表面紫红色斑

※ 超声

超声诊断 右侧股浅静脉、腘静脉缺如（图7-1-3、图7-1-4），右侧浅静脉曲张伴小腿穿静脉扩张（图7-1-5），结合临床，考虑K-T综合征。

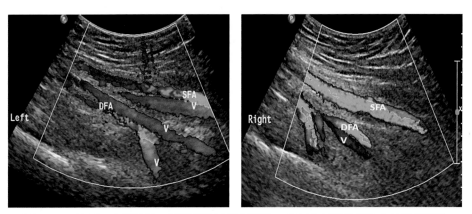

图 7-1-3 健侧：左侧股浅、股深动脉及伴行静脉；患侧右侧股浅动脉未见伴行静脉

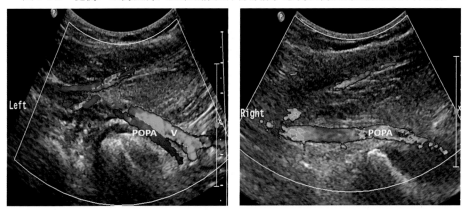

图 7-1-4 健侧：左侧腘动脉及伴行静脉，患侧：右侧腘动脉未见伴行静脉

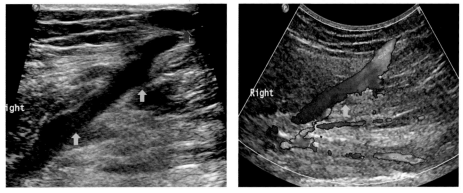

图 7-1-5 小腿段粗大穿静脉（⬆），小腿段深静脉经穿静脉回流至浅静脉（⬆）

诊断 K-T 综合征。

※ 评述

疾病概述

Klippel-Trenaunay 综合征（KTS）是先天性周围血管发育异常，通常累及单侧，下肢多见。

临床诊断

◆ 周围血管发育异常（动静脉缺如、狭窄、扩张）。

◆ 皮肤葡萄酒色斑。

◆ 骨骼、软组织肥大。

临床分型

◆ 静脉型（静脉异常为主，包括浅静脉曲张、静脉瘤、深静脉瓣膜功能不全、深静脉瓣缺如或深静脉缺如等）。

◆ 动脉型（动脉堵塞、缺如或异常增生等）。

◆ 动 – 静脉瘘型（以患肢异常的动 – 静脉瘘为主）。

◆ 混合型。

机制

◆ 有学者提出 KTS 是由于胎儿时期发育成血管和软组织的中胚层发育异常，造成肢体浅静脉数量增多、管径扩大和血流增加，深静脉发育细小、闭塞或瓣膜缺如。

◆ 同时有研究表明，肢体血容量持续增多是骨骼和软组织过度生长的原因。

◆ 胚胎发育过程中"背侧和坐骨静脉系统"退化不完全，形成臀部和下肢外侧异常的浅静脉。

第二节 软组织血管瘤

病 例 1

※ 病史

患者女性，50岁，自幼发现左手掌肿物，5个月前出现左手掌肿痛不适。

※ 超声

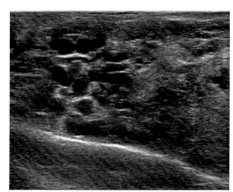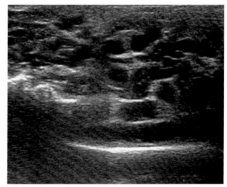

图 7-2-1 左手掌皮下可见一混合回声肿物，范围为 10.0cm×1.7cm，内呈网格状，边界不清楚，
部分无回声区透声差

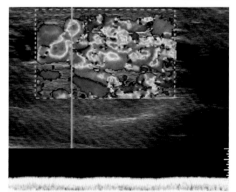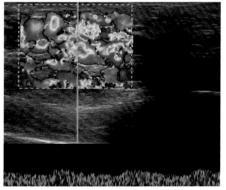

图 7-2-2 丰富红蓝相间血流充盈，探头加压血流信号增强，颜色变亮，呈静脉及动脉血流频谱

超声诊断 左手掌皮下混合回声肿物，考虑血管瘤（图 7-2-1、图 7-2-2）。
病理诊断 左手掌血管瘤。

病 例 2

※ 病史

患者女性，56 岁，发现左足底肿物 1 个月，质软。

※ 超声

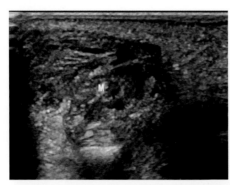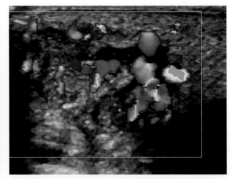

图 7-2-3　左足底皮下一混合回声肿物，范围为 3.0cm×2.2cm，内呈网格状，边界不清楚，探头加压可见
丰富的红蓝相间血流充盈

超声诊断　左足底皮下混合回声肿物，考虑血管瘤（图 7-2-3）。
病理诊断　左足底海绵状血管瘤。

病 例 3

※ 病史

患者男性，46 岁，发现右前臂肿物，皮肤颜色无改变。

※ 超声

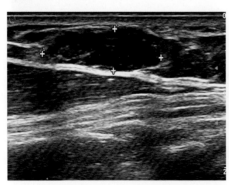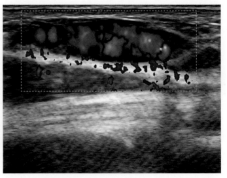

图 7-2-4　右前臂内侧皮下脂肪层低回声肿物，范围为 2.0cm×0.5cm，内呈网格状，边界不清楚，探头加
压可见丰富的红蓝相间血流充盈

超声诊断 右前臂内侧皮下低回声肿物，考虑血管瘤（图 7-2-4）。

病理诊断 右前臂海绵状血管瘤伴血栓形成。

※ 评述

疾病概述

◆ 为常见的先天性四肢血管畸形。

◆ 多见于头颈部、四肢、躯干皮下或肌层内。

◆ 分 3 类：毛细血管瘤、海绵状血管瘤、蔓状血管瘤。

◆ 浅表血管瘤局部皮肤可呈红色和紫蓝色改变，质软，有压缩性。

声像图特点

◆ 皮下或肌层内边界不清楚，混合回声区内呈多发网格状或不规则低或无回声区。

◆ 无回声区内可探及红蓝相间、静脉或动脉血流信号。

◆ 部分无回声区内可探及低、等、强不同程度血栓回声。

◆ 常加压试验阳性。

鉴别诊断

◆ 与脂肪瘤鉴别，后者为低回声实性肿块，内部无血流。

◆ 与淋巴管瘤鉴别，后者为无回声肿块，内无彩色血流显示。

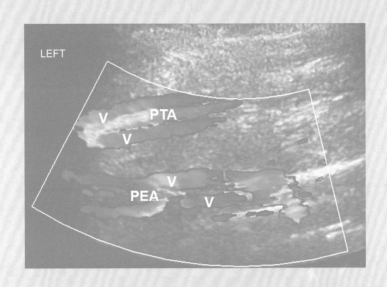

【第八章】

其 他

第一节　腘窝囊肿破裂

病例 1

※ 病史

患者女性，64 岁，右下肢牵拉伤疼痛 1 个月，加重伴右小腿肿胀 15 天，不伴活动受限。

※ 超声

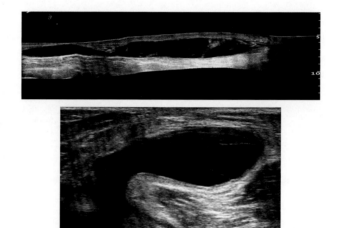

图 8-1-1　右侧腘窝及小腿腓肠肌走行区肌层内无回声区，范围为 11.5cm×2.0cm×2.5cm，边界清晰，部分透声差，可见絮状等、高回声团，无血流信号

超声诊断　右侧腘窝及小腿腓肠肌走行区肌层内无回声区，考虑腘窝囊肿破裂（图 8-1-1）。

※ 其他影像——MRI

MRI 诊断　腓肠肌走行区异常信号，考虑血肿（图 8-1-2）。

手术记录　先于局部用注射器抽吸，抽出暗红色液体 80mL，后于右小腿后内侧上段 S 形切口，依次切开皮肤及皮下组织，切开深筋膜，见深筋膜与腓肠肌之间仍有 20mL 左右的积血，清除积血。

临床诊断　腘窝囊肿破裂伴出血。

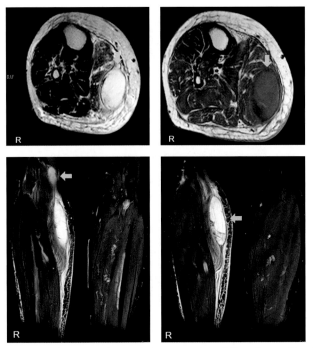

图 8-1-2　右侧腘窝及小腿腓肠肌走行区肌层内异常信号伴周围软组织水肿

病 例 2

※ 病史

患者女性，63 岁，左小腿肿胀、疼痛 20 余天，加重 9 天，既往类风湿性关节炎病史 10 年。

※ 超声

超声诊断　考虑腘窝囊肿破裂（图 8-1-3）。

临床诊断　左膝关节骨关节炎，腘窝囊肿破裂。

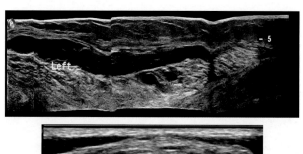

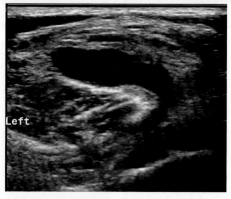

图 8-1-3　左侧腘窝至左小腿上 1/2 段腓肠肌周围液性无回声区，下端与血管不相通，范围为 13.3cm×1.4cm×1.5cm，边界清晰，部分透声欠佳，无血流信号

病 例 3

※ 病史

患者男性,58 岁，左膝关节疼痛、肿胀 2 个月，局部触及肿物，肿物逐渐缩小、软化。

※ 超声

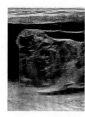 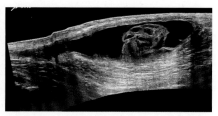

图 8-1-4　左侧腘窝至小腿上 1/2 段肌层内无回声区，范围为 11.5cm×2.0cm×2.5cm，边界清晰，部分透声差，可见絮状等、高回声区，无血流信号

超声诊断　考虑腘窝囊肿破裂（图 8-1-4）。

临床诊断　左膝关节滑膜炎，腘窝囊肿破裂。

病 例 4

※ 病史

患者男性，42 岁，左腘窝肿胀不适 2 个月余，伴小腿疼痛 1 周。

※ 超声

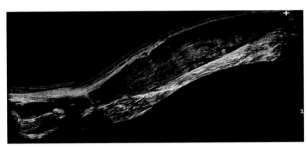

图 8-1-5 　右侧腘窝腓肠肌内侧无回声区，内透声差，向下延伸，范围为 19cm×8.0cm×3.8cm，
边界清晰，腔内可见实性低回声区，无血流信号

超声诊断　右侧腘窝囊肿伴小腿浅肌层囊性肿物，考虑腘窝囊肿破裂（图 8-1-5）。
临床诊断　腘窝囊肿破裂。

※ 评述

疾病概述

◆ 腘窝囊肿（Baker 囊肿）是发生在膝关节后方（腓肠肌内侧头与半膜肌肌腱之间）
的黏液性囊肿。

◆ 腘窝囊肿的来源：①腘窝处肌肉摩擦致滑膜损伤，形成滑膜囊肿；②继发于膝关
节病变。

◆ 囊肿较大时，外力作用下或自发破裂，囊液在重力作用下沿小腿深筋膜流入小腿
肌间隙，可致周围组织继发炎症，引起小腿肿胀、疼痛，也可出现全身症状，如
发热、白细胞升高。

声像图特点

◆ 小腿软组织间隙内梭形无回声液性包块，部分透声差。

◆ 无搏动。

◆ 探头加压，部分可被压缩，上端止于膝关节后方，通过蒂状结构通向膝关节腔。

◆ 下端不与管状结构相连接。

鉴别诊断

◆ 下肢深静脉血栓：肌间静脉血栓发生于血管内，两端与管状血管结构相延续，可见延续的管壁回声或分支小静脉汇入。

◆ 小腿肌间血肿：多见于运动或意外损伤，腓肠肌与比目鱼肌之间等回声或无回声区，边界整齐，一般呈梭形，上下均为盲端。

诊断体会

◆ 腘窝囊肿破裂的临床表现，如小腿肿胀、疼痛，类似急性深静脉血栓形成。

◆ 腘窝囊肿较大时可压迫静脉回流引起小腿深静脉血栓。

诊断要点

◆ 病变形态。

◆ 与周围血管的关系。

◆ 内部有无血流信号。

第二节 小腿肌间血肿

病 例 1

※ 病史

患者女性，60岁，6年前无诱因出现全身骨关节肿胀、疼痛，入院后诊断为多发性骨髓瘤，此次因右下肢肿胀、疼痛伴鼻衄2天入院。

※ 超声

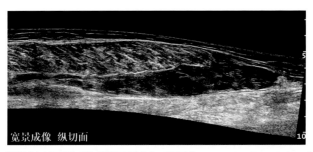

图 8-2-1　右小腿中下段肌间内可见不均质低回声区，范围为 16.1cm×7.7cm×2.1cm（上下径 × 左右径 × 前后径），边界清楚，上下均不与血管相通，同侧下肢深静脉未见异常

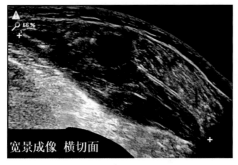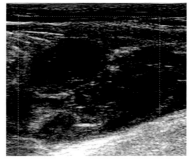

图 8-2-2　右小腿中下端肌间可见不规则低回声区，无血流信号

超声诊断　右小腿中下段肌间可见不规则低回声区，考虑血肿（图 8-2-1、图 8-2-2）。

※ 检验

检验数据	2017-12-11 19:25 血浆D-二聚体测定			
检验项目	结果	单位	异常	正常参考值范围
凝血酶原时间	不凝	秒	-	9.9~12.8
正常对照	10.8	秒	-	
活化部分凝血活酶时间	不凝	秒	-	25.1~36.5
纤维蛋白原	1.24	g/L	↓	2.38~4.98
D-二聚体	1402	ng/mL	↑	0~243
血浆纤维蛋白(原)降解产物	7.27	μg/mL	↑	0~5

检验数据	2017-12-24 08:55 活化部分凝血活酶时间测定（APTT）			
检验项目	结果	单位	异常	正常参考值范围
凝血酶原时间	18.4	秒	↑	9.9~12.8
正常对照	10.8	秒	-	
国际标准化比值	1.69		↑	0.8~1.1
活动度	45	%	↓	80~160
活化部分凝血活酶时间	28.5	秒	-	25.1~36.5

注：D-二聚体来源于纤溶酶溶解的交联纤维蛋白凝块，主要反映纤维蛋白溶解功能，D-二聚体的升高反映了体内纤溶活性增强。

临床诊断　多发性骨髓瘤，IgG型；右下肢血肿。

治疗

◆ 予以 VCD（硼替佐米、环磷酰胺、地塞米松）方案控制原发病。

◆ 纠正凝血障碍。

◆ 局部冷敷治疗，观察血肿吸收情况。

8 个月后复查超声

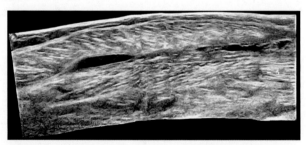

图 8-2-3　右小腿中下段肌间可见两处长条状无回声区，彼此相通，范围为 8.3cm×1.7cm×0.8cm，边界清楚，上下均不与血管相通

超声诊断　右小腿中下段肌间陈旧性血肿（较上次检查明显缩小，图 8-2-3）。

病 例 2

※ 病史

患者男性，42 岁，左腓骨中段粉碎性骨折，小腿疼痛、肿胀、活动受限 5 天。

※ **超声**

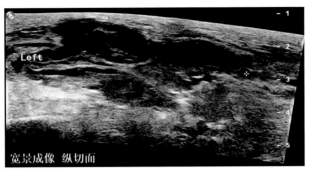

图 8-2-4　左小腿中段内侧肌层内可见不规则低回声区，范围为 6.8cm×5.3cm×2.6cm，边界尚清，形态不规则，上下均不与血管相通，内部可见无回声区

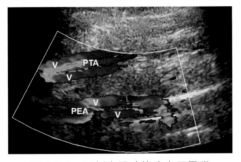

图 8-2-5　同侧小腿动静脉未见异常

超声诊断　左小腿中段内侧肌层内可见不规则低回声区，考虑血肿（图 8-2-4、图 8-2-5）。

CT 诊断　左小腿中段内侧肌间隙内梭形高密度影，考虑血肿。

治疗　左腓骨复位内固定术 + 血肿清除术。

※ **评述**

疾病概述

小腿肌间血肿多发生在外伤、运动或过度用力后，肌肉撕裂或血管破裂出血；自发性肌肉血肿多见于长期口服抗凝药或血液系统疾病患者。

临床表现

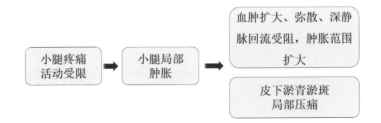

超声表现

肌肉撕裂伤引起的血肿

◆ 部分肌纤维断裂、不完整，血肿占据肌肉的一部分。

◆ 等回声、低回声、无回声或混合回声，早期张力高。

◆ 局部无血流信号。

◆ 上下均不与血管相通，同侧小腿动静脉未见异常。

◆ 中青年一旦发生血肿，压迫局部肌肉及神经，易引发骨筋膜室综合征，好发于前臂及小腿。

注：骨筋膜室综合征，即骨筋膜室内的肌肉和神经因急性缺血、缺氧而产生的一系列症状，早期以肢体持续性剧烈疼痛，且进行性加剧为特征，随着病程发展出现5P（疼痛、苍白、麻痹、感觉异常及无脉）症状，一经确诊，应立即切开筋膜减压。

自发性血肿

◆ 肌纤维完整，肌肉受挤压明显。

◆ 血肿周围高回声带。

◆ 体积较大，以无回声为主，张力较低。

◆ 局部无血流信号。

◆ 患者多为高龄，且长期卧床，小腿肌肉松弛、萎缩，早期症状多不明显。

鉴别诊断

◆ 小腿血肿和下肢深静脉血栓（DVT）的症状多有相似，表现为单侧肢体的局部肿胀、疼痛，二者治疗截然不同；DVT为沿静脉管道走行的实性回声，上下两端与血管相通，横切面呈类圆形，急性期为低回声，回声逐渐增高，治疗后部分或大部分再通，可见血流信号。

◆ 小腿血肿和腘窝囊肿破裂临床表现类似，也表现为单侧肢体的突发肿胀、疼痛。腘窝囊肿较大时在外力等作用下可破裂，囊液沿小腿深筋膜流入小腿肌间隙，超声声像图表现为：小腿肌间隙无回声区，腘窝相通。

诊断体会

◆ 询问病史，了解病情。

◆ 仔细观察异常回声上下两端，是与血栓、腘窝囊肿破裂鉴别的关键。

◆ 挤压远端肢体，观察局部血流信号。

◆ 动态观察，评估疗效。

第三节　超声在血管疾病MDT中的应用

※ 超声在血管疾病 MDT 中的价值

◆ 适用范围广，无创，无辐射，快捷，简单，经济。

◆ 提供规范超声报告，明确病变血管病变部位及其病因。

◆ 可动态实时监测支架置入，可引导血管穿刺置管。

◆ 可评价疗效及随访观察。

※ 超声诊断思路

临床症状 苍白、发凉、间歇性跛行、动脉搏动减弱、5P（疼痛、麻木、苍白、无脉、运动障碍）。

动脉缺血性病变？

典型病例——动脉粥样硬化

※ 病史

患者男性，40 岁，发现血糖偏高 5 年，手足麻木 1 年，加重 1 个月。

※ 超声

超声诊断 双下肢动脉硬化伴多发斑块形成；双侧股浅动脉及左侧胫前动脉闭塞（图 8-3-1、图 8-3-2）。

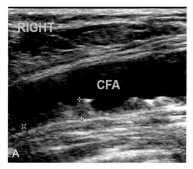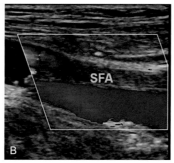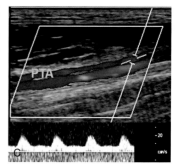

图 8-3-1　右侧股总动脉管壁不规则等回声斑块（图 A）；右侧股浅动脉管腔内透声差，未见血流信号（图 B）；右侧胫后动脉彩色血流充盈好，血流频谱加速时间延长，呈"小慢波"（图 C）

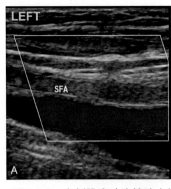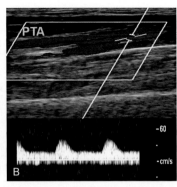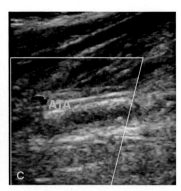

图 8-3-2 左侧股浅动脉管腔内等低回声充填，未见血流信号（图 A）；左侧胫后动脉彩色血流充盈好，
频谱呈"小慢波"（图 B）；左侧胫前动脉管腔内透声差，无血流信号（图 C）

◆ 动脉硬化病变特点：内中膜增厚，斑块形成。

◆ 临床表现随病变范围、程度、发展速度及侧支形成程度不同而不同，肢体发凉、
麻木、间歇性跛行、静息痛、肢体远段溃疡、坏疽（表 8-3-1）。

◆ 超声表现及观察要点包括：①内中膜增厚；②斑块形成及稳定性；③管腔狭窄、
闭塞及程度；④斑块破裂，血栓形成。

表 8-3-1 下肢动脉狭窄和闭塞的超声诊断标准

动脉狭窄程度	病变处（cm/s）	收缩期峰值流速比*
正常	<150	<1.5:1
30%~49%	150~200	1.5:1~2:1
50%~75%	200~400	2:1~4:1
>75%	>400	>4:1
闭塞	无血流信号	

注：*病变处与相邻近侧正常动脉段相比；动脉狭窄程度：直径狭窄率；引自"中国医师协会超声医师分会. 血管和浅表器官超声检查指南[M]. 北京: 人民军医出版社, 2011"。

对于多发动脉狭窄，诊断第二个及其以远的动脉狭窄，应用血流速度比值较流速绝对值更有意义。

典型病例——血栓闭塞性脉管炎

※ 病史

患者男性，34 岁，间歇性跛行伴双下肢发凉、麻木。

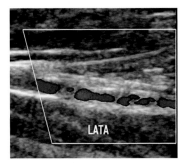
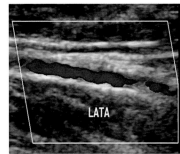
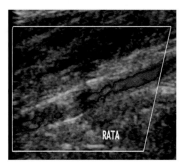

图 8-3-3 双侧胫前动脉内膜不均匀性增厚，管腔节段性狭窄，血流束变细

超声诊断 双侧胫前动脉节段性异常改变，考虑血栓闭塞性脉管炎（图 8-3-3）。

◆ 血栓闭塞性脉管炎，一种侵犯四肢中小动脉和静脉节段性、周期性发作的炎症和血栓并存的疾病。

◆ 好发于下肢，20～40 岁吸烟男性多见，吸烟是主要原因。

◆ 多以腘动脉以下病变为主，呈节段性，正常与异常部分界明显。

◆ 特点：①正常动脉段与病变段交替；②在病变之间可有正常动脉段；③病变的近心端与远心端动脉正常。

◆ 超声表现：管壁增厚，管腔狭窄，节段性。

典型病例——急性动脉栓塞

※ 病史

患者女性，75 岁，右下肢疼痛、憋胀 2 天，发凉 6 小时。查体：右小腿皮肤色泽较暗，皮温明显降低，右侧股、腘、胫后、足背动脉未触及搏动，右足感觉迟钝、麻木。

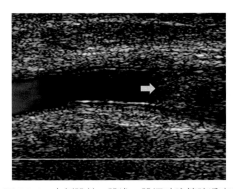
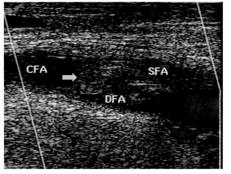

图 8-3-4 右侧股总、股浅、股深动脉管腔透声差，等、低回声充填，部分管腔星点状血流信号

※ 超声

超声诊断　右下肢股总动脉、股深动脉起始段、股浅动脉、腘动脉急性栓塞（图 8-3-4）。

心电图　心房纤颤。

心脏彩超　左房扩大，左房腔内团块回声，考虑血栓（图 8-3-5）。

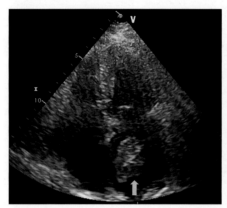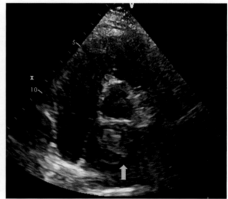

图 8-3-5　左房内团状等、低回声，考虑血栓

急性动脉栓塞

◆ 病因：心源性、血管源性、医源性。

◆ 发病特点：起病急，症状重，进展迅速，预后差。

◆ 临床表现：疼痛、麻木、苍白、无脉、运动障碍（5P 征）。

◆ 栓塞后 6 ~ 8 小时发生肌肉坏死，12 ~ 24 小时周围神经坏死，24 ~ 48 小时后皮肤缺血坏死。

◆ 早期诊断是关系到患肢能否保留及挽救生命的关键。

临床　杂音（收缩期杂音 / 连续吹风样）。

动脉狭窄？动静脉瘘（先天性 / 后天性）？

典型病例——肾动脉狭窄

※ 病史

患者老年男性，既往高血压病史，头晕半个月，药物治疗疗效不佳，听诊可闻及腹部收缩期连续杂音。

※ 超声

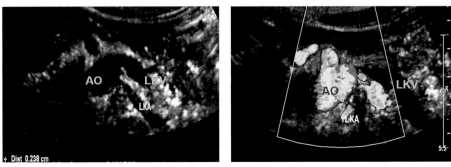

图 8-3-6　左肾动脉起始处管腔变窄，内径为 0.28cm，狭窄处及远心端为杂乱花色血流

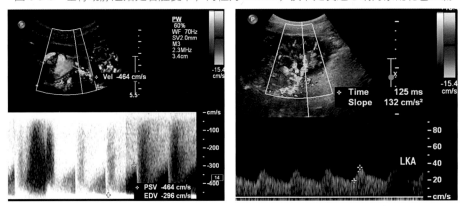

图 8-3-7　左肾动脉起始段血流速度加快，Vmax=464cm/s，肾内动脉加速时间（AT）延长，AT=125ms，
呈"小慢波"改变

超声诊断　左肾动脉起始处狭窄（狭窄率≥ 70%）（图 8-3-6、图 8-3-7）。

※ 其他影像——CTA（图 8-3-8）

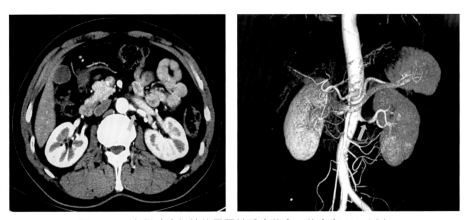

图 8-3-8　左肾动脉起始处局限性重度狭窄，狭窄率 80% 以上

※ 其他影像——DSA

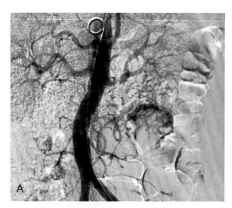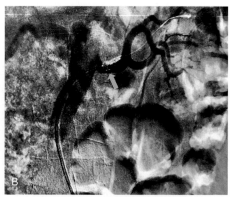

图 8-3-9　左肾动脉起始处局限性狭窄（图 A）；行支架置入后血流通畅（图 B）

本病体会

◆ 肾动脉狭窄可引起肾血管性高血压和缺血性肾病。

◆ 主要临床表现为药物难以控制的持续性高血压，以舒张压升高更为显著，严重者可出现肾脏萎缩、肾衰竭。

◆ 当肾动脉直径狭窄达到 60% 时，血流量开始下降。

◆ 肾动脉狭窄常由动脉粥样硬化、纤维肌发育不良及大动脉炎引起。

◆ 彩色多普勒对肾动脉狭窄有明确的诊断价值，可作为首选影像学检查工具（图 8-3-9、表 8-3-2）。

表 8-3-2　肾动脉狭窄评价标准

肾动脉狭窄程度	PSV	RAR	"小慢波"改变	AT
<60%	<180cm/s	<3	—	—
内径减少≥60%	≥180cm/s	≥3	—	—
内径减少≥70%或80%	≥180cm/s	≥3	有	≥0.07s
闭塞	肾动脉主干无血流信号，不能探及血流频谱			

注：PSV：肾动脉峰值流速；RAR：肾动脉与腹主动脉峰值流速之比；AT:收缩早期加速时间。

典型病例——大动脉炎

※ 病史

患者女性，45 岁，间断头晕，视物模糊 2 年。查体：左侧颈动脉未触及搏动，听诊无明显血管杂音；右侧颈动脉搏动明显，听诊杂音明显。

※ 超声

超声诊断 双侧颈总动脉管壁增厚，管腔狭窄，考虑大动脉炎（图 8-3-10、图 8-3-11）。

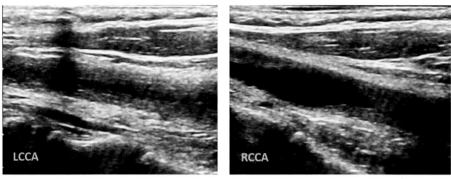

图 8-3-10 双侧颈总动脉管壁弥漫性、不均匀性增厚，管腔不规则狭窄

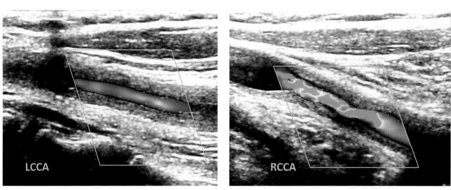

图 8-3-11 双侧颈总动脉血流束变细、不规则，右侧局部管腔狭窄，狭窄处血流呈五彩花色，
Vmax=441cm/s，左侧血流速度减低，Vmax=31cm/s

※ 其他影像——CTA

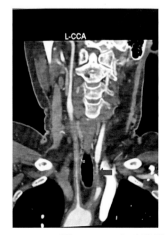
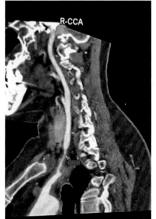

图 8-3-12 大动脉炎，累及双侧颈总动脉

◆ 多发性大动脉炎是非特异性的动脉炎症性疾病，好发于青年女性；

◆ 病因：①自身免疫因素；②遗传因素；③内分泌（性激素）。

◆ 主要累及含弹性纤维的大、中动脉，最多发生于主动脉弓及其分支，其次为胸、腹主动脉、肾动脉。

◆ 病理变化：从外至内累及血管全层的动脉炎。

◆ 超声表现：①动脉管壁弥漫性、局限性不规则增厚，正常动脉管壁三层结构消失；②弥漫性狭窄时血流束变细，局限性狭窄时流速加快（图 8-3-12）。

典型病例——动静脉瘘

※ 病史

患者男性，45 岁，发现肾功能异常 8 年，左前臂动静脉内瘘成形术，规律透析 2 年，听诊可闻及连续性杂音，清晰、明显，透析时流量可维持 320 ~ 350mL/min。

※ 超声

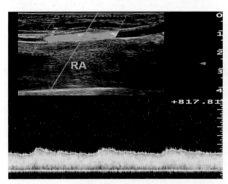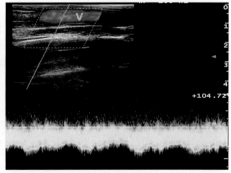

图 8-3-13　左前臂动静脉造瘘术后，左侧桡动脉流速 Vmax=160cm/s，引流静脉（V）管腔内透声好，血流通畅，流速 Vmax=66cm/s

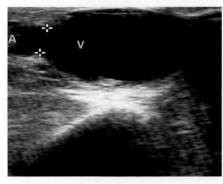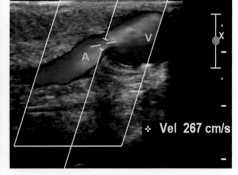

图 8-3-14　瘘口处内径为 0.63cm，Vmax=267cm/s，血流通畅，未见异常回声附着及狭窄征象

超声诊断　左前臂动静脉造瘘术后，未见明显异常（图 8-3-13、图 8-3-14）。

◆ 人工动静脉内瘘是指人为建立的一条动静脉之间的短路，主要用于血液透析治疗。

◆ 前臂远端桡动脉和头静脉直接吻合是首选的长期血管通路。

◆ 临床表现：吻合口静脉侧可触及搏动、明显持续性震颤，听到粗糙血管杂音，表明内瘘通畅。如果只能触到搏动，震颤与杂音消失，提示可能有静脉远端狭窄或血栓形成。

◆ 超声可用于术前评价动静脉情况，术后评价血流量及有无并发症的情况，如血栓、狭窄、静脉瘤样扩张、血肿、动脉瘤、盗血等。

临床 双侧血压不同，一侧上肢脉弱、乏力、发凉。

<h2 style="text-align:center">锁骨下动脉窃血？</h2>

<h2 style="text-align:center">典型病例——锁骨下动脉窃血</h2>

※ 病史

患者男性，52岁，左上肢活动后乏力、麻木半年，双侧上肢血压不同，左侧脉搏较弱，既往高血压、糖尿病、脑梗死病史。

※ 超声

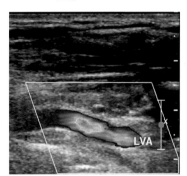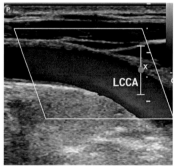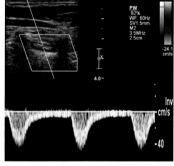

图 8-3-15　左侧椎动脉血流与同侧颈总动脉反向，频谱完全反向

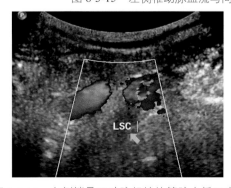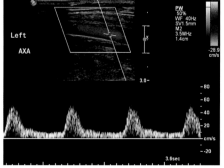

图 8-3-16　左侧锁骨下动脉起始处管腔内低回声充填，未见血流信号；同侧腋动脉呈"小慢波"

超声诊断　左侧椎动脉血流频谱异常，考虑左锁骨下动脉窃血Ⅲ期（图 8-3-15）；左侧锁骨下动脉近闭塞（图 8-3-16）。

※ 其他影像——CTA

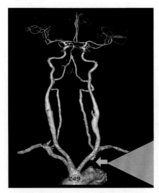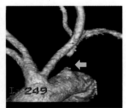

图 8-3-17　左锁骨下动脉起始处闭塞（↑）

◆ 锁骨下动脉窃血综合征，由于锁骨下动脉 / 无名动脉近端狭窄或闭塞，健侧的椎动脉通过基底动脉进入患侧的椎动脉，供应患侧上肢，导致脑及患肢缺血（图 8-3-17）。

◆ 病因：动脉粥样硬化 (多见)、大动脉炎、动脉畸形。

◆ 临床表现：头晕、发作性晕厥、上肢麻木、脉弱、双上肢血压不一致、胸骨上窝闻及杂音（表 8-3-3）。

表 8-3-3　锁骨下动脉狭窄程度评价

起始处狭窄程度		<50%	50%~69%	70%~99%	闭塞
狭窄处	CDFI	正常	狭窄处花色血流		无血流
	PW	流速略高于健侧，频谱形态正常	流速高于健侧，频谱形态改变	流速明显升高，频谱形态改变	—
患侧椎动脉	CDFI	血流与颈动脉同向	血流与颈动脉同向或部分反向		血流与颈动脉反向，椎静脉同向
	PW	—	频谱收缩期切迹/双向		频谱完全反向
患侧上肢动脉		—	血流充盈好，色彩暗淡，频谱"小慢波"		
窃血分级		—	隐性窃血（Ⅰ期）	部分窃血（Ⅱ期）	完全窃血（Ⅲ期）

临床　搏动性包块。

真、假性动脉瘤?
典型病例——真性动脉瘤

※ 病史

患者男性，59岁，腹部搏动性包块。

※ 超声

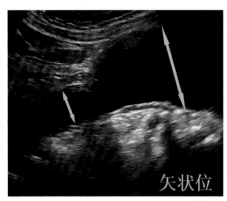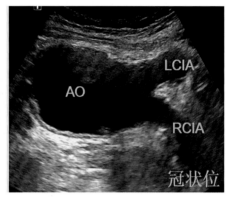

图 8-3-18　腹主动脉下段呈瘤样扩张，宽约为 3.5cm，与正常的腹主动脉相连续，近心端内径为 1.8cm，
两者比值大于 1.5

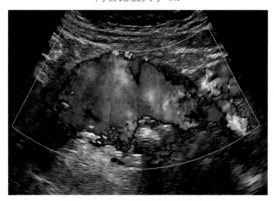

图 8-3-19　瘤体内血流充盈好

超声诊断　腹主动脉瘤（真性）（图 8-3-18、图 8-3-19）。

※ 其他影像——CT 及术中 CTA

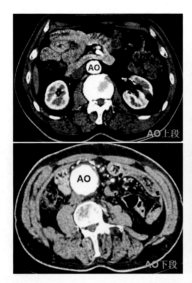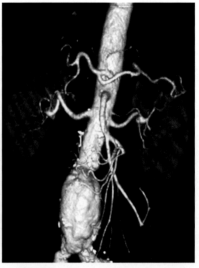

图 8-3-20　腹主动脉下段呈瘤样扩张

术中诊断　腹主动脉瘤。

◆ 真性动脉瘤，是由于主动脉壁薄弱引起动脉管腔局限性显著扩张，基本病变为动脉中膜破坏。

◆ 好发部位：常见于升主动脉、腹主动脉。

◆ 超声诊断要点：①病变段动脉呈梭形或囊状膨大，常为正常部位内径的 1.5 倍以上，管壁连续，两端与未扩张的动脉壁相延续，可合并血栓或粥样硬化；②CDFI：血流充盈好，色彩暗淡，信号紊乱；③PW：血流缓慢（图 8-3-20）。

典型病例——假性动脉瘤

※ 病史

患者男性，27 岁，慢性肾功能衰减，长期透析，发现左肘窝处肿物 1 个月余。

※ 超声

超声诊断　左侧肱动脉假性动脉瘤（图 8-3-21、图 8-3-22）。

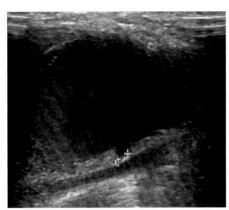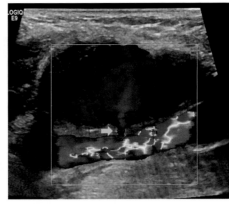

图 8-3-21　左肘窝处肱动脉旁囊性包块，范围为 4.0cm×2.7cm，与肱动脉相通，破口（⬆️）宽约 0.2cm

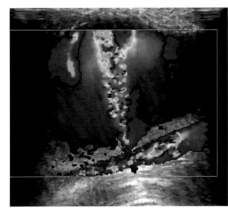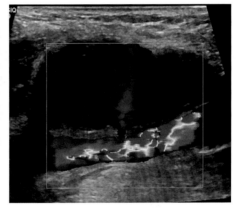

图 8-3-22　肱动脉旁囊性包块，内部血流紊乱，破口与肱动脉相通

◆ 假性动脉瘤，是由于动脉壁局限性破裂，血流经破裂处进入周围组织，局部纤维包裹形成。

◆ 病因：外伤，医源性。

◆ 超声诊断要点：①动脉壁连续性中断，其旁囊性包块，破口与动脉相通，常合并血栓；② CDFI：包块内漩流状态；③ PW：破口处双期双向血流。

临床　高血压、突发撕裂样疼痛。

夹层动脉瘤?

典型病例——夹层动脉瘤

※ 病史

患者男性，50 岁，活动时突发胸背部疼痛，伴大汗、胸闷，既往高血压病史 1 年，控制欠佳。

※ 超声

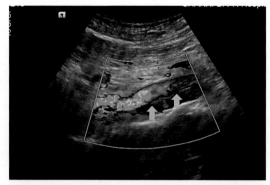

图 8-3-23　腹主动脉增宽，腔内膜样结构（⬆），将管腔分为真腔及假腔，真腔血流明亮，假腔血流暗淡

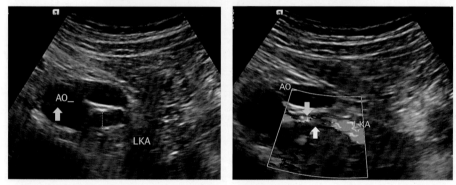

图 8-3-24　腹主动脉腔内膜样结构（⬆）；左肾动脉内径增宽（0.7cm），腔内似可见内膜漂浮，血流大部
　　　　　分来源于真腔（⬆），小部分来源于假腔（⬆）

超声诊断　腹主动脉夹层（图 8-3-23）累及左肾动脉起始处（图 8-3-24）。

※ 其他影像——CTA

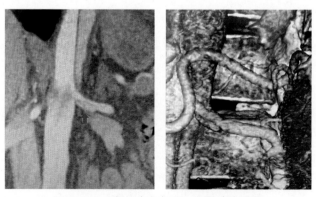

图 8-3-25　腹主动脉夹层，左肾动脉受累

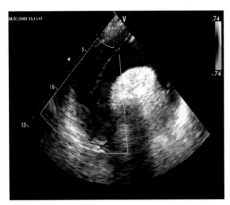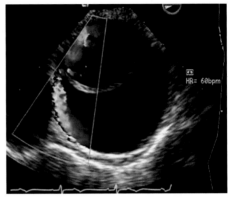

图 8-3-26   主动脉增宽,腔内膜样回声

◆ 主动脉夹层,是动脉壁内膜或中膜撕裂后,被血流冲击使中层逐渐分离形成真、假腔。

◆ 一般有高血压病史,主要症状为撕裂样疼痛。

◆ 病情危急,及时诊断、治疗非常重要。

◆ 超声表现:①主动脉管径增宽,腔内有撕裂内膜,被分为真、假两腔;②真腔窄,血流快,色彩明亮;假腔内血流慢,合并血栓时,无血流显示;③主动脉瓣受累时,可出现主动脉瓣脱垂,瓣口中度以上反流(图 8-3-25、图 8-3-26)。

临床   顽固性高血压。

肾动脉狭窄? 肾上腺疾病?

典型病例——肾动脉狭窄

※ 病史

患者女性,52 岁,既往高血压病史 5 年余, 血压最高可至 190/110mmHg,药物控制不佳。

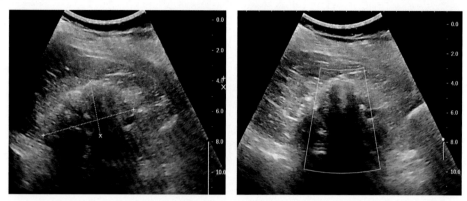

图 8-3-27　右肾体积小，轮廓不清楚，肾实质内弥漫多发钙化，肾内未见明显血流信号，右肾动脉起始
段探测不清楚

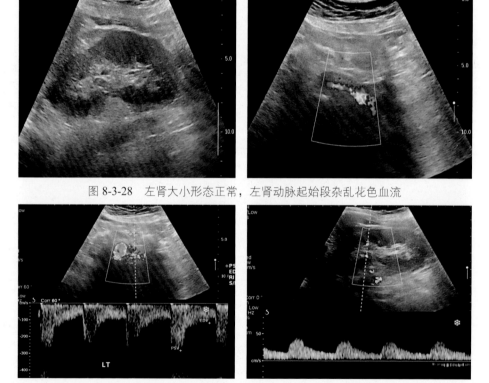

图 8-3-28　左肾大小形态正常，左肾动脉起始段杂乱花色血流

图 8-3-29　左肾动脉起始段血流速度加快，Vmax=283cm/s，肾内动脉加速时间延长，呈"小慢波"改变

※ **超声**

　　超声诊断　左肾动脉起始处狭窄（狭窄率≥70%）（图 8-3-28、图 8-3-29）；右肾弥漫
性回声异常，考虑自截肾（图 8-3-27）；右肾动脉未显示。

※ 其他影像——CTA（图 8-3-30）

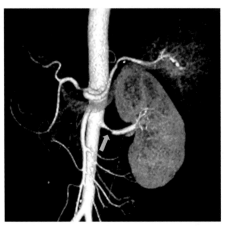

图 8-3-30　左肾动脉起始部局限性重度狭窄，右肾动脉起始部狭窄近闭塞

※ 其他影像——DSA（图 8-3-31）

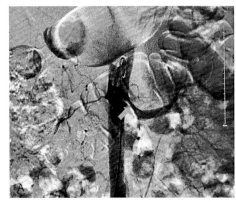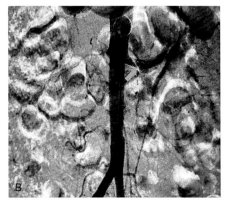

图 8-3-31　左肾动脉起始段重度狭窄（图 A）；行支架置入后血流通畅（图 B）

临床　腹痛、腹胀、长期慢性腹泻。

肠系膜动脉缺血?

典型病例——肠系膜上动脉缺血综合征

※ 病史

患者男性，49 岁，中上腹痛 2 天，呈进行性加重，由急诊入院。

※ **超声**

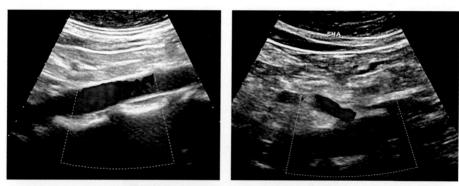

图 8-3-32　腹主动脉及肠系膜上动脉起始段管壁光滑，管腔透声好，血流充盈良好

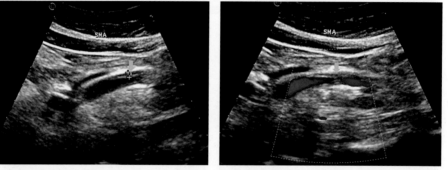

图 8-3-33　肠系膜上动脉近端管壁光滑，管腔内透声好，中远段附壁等、低回声（⬆），血流信号充盈缺损

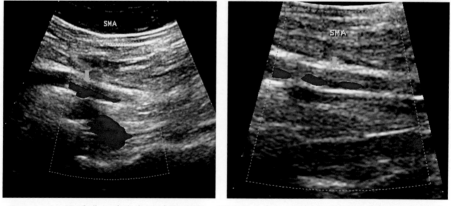

图 8-3-34　肠系膜上动脉中远端附壁等、低回声（⬆），线样血流信号，附壁血栓形成

超声诊断　肠系膜上动脉中远段附壁血栓形成（图 8-3-32 ~图 8-3-34）。

※ 其他影像——CTA

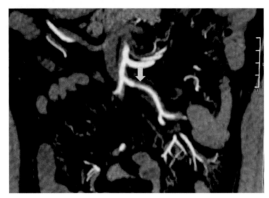

图 8-3-35 肠系膜上动脉主干（↑）及分支多处充盈缺损，多发附壁血栓形成

◆ 肠系膜缺血综合征，是由各种原因引起急性或慢性肠道血流灌注不足或回流受阻所致的肠壁缺血坏死和肠管运动功能障碍的一类疾病的总称，分为急性与慢性两种。

◆ 临床表现：①急性，常以急性腹痛多见；②慢性，典型症状为餐后腹痛、腹胀，体重下降及腹泻。

◆ 慢性肠系膜缺血综合征，常由肠系膜血管狭窄所致，通常 3 支肠系膜动脉中至少 2 支出现严重狭窄（狭窄率＞ 70%）才出现临床症状（图 8-3-35）。

临床 下肢肿胀、酸痛、皮温升高、恶性肿瘤、长期卧床、妊娠等高凝状态。

静脉血栓？

典型病例——静脉血栓

※ 病史

患者男性，78 岁，左下肢肿胀 1 周，小腿为著。

※ 超声

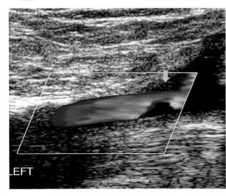
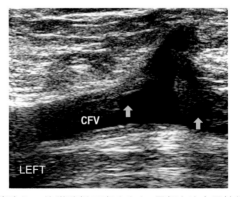

图 8-3-36 左侧股总静脉管壁欠光整，近大隐静脉入口处附壁低回声（↑），局部血流充盈缺损

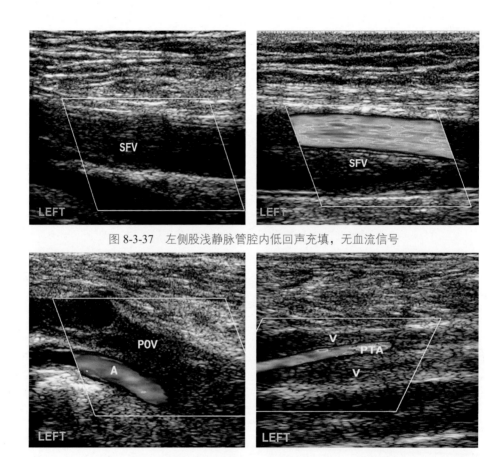

图 8-3-37　左侧股浅静脉管腔内低回声充填，无血流信号

图 8-3-38　左侧腘、胫后静脉管腔内低回声充填，无血流信号

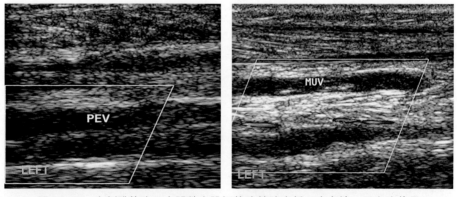

图 8-3-39　左侧腓静脉及小腿数支肌间静脉管腔内低回声充填，无血流信号

超声诊断　左侧股总、股浅、腘、胫后、腓静脉及数支肌间静脉血栓形成（急性，股总静脉部分栓塞，余静脉完全栓塞）（图 8-3-36 ~ 图 8-3-39）。

※ 胸部 CTPA

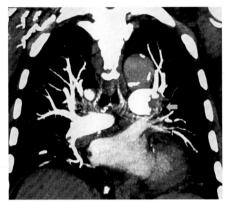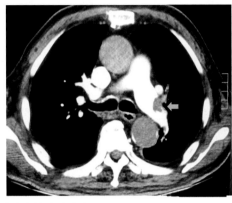

图 8-3-40　左肺动脉栓塞（⬆）

◆ 下肢深静脉血栓，是指静脉血液在下肢深静脉血管内的凝结。

◆ 血栓形成的三大因素：静脉血流滞缓、静脉管壁损伤和血液高凝状态。

◆ 临床表现：①非凹陷性肢体肿胀，多为非对称性；②疼痛、压痛、皮温升高；③血栓脱落可引发肺动脉栓塞；④陈旧性血栓瓣膜功能不全，浅静脉曲张。

◆ 超声表现：

（1）急性期（2周以内），低回声或无回声，静脉内径增宽，管腔无血流信号或极少量；

（2）亚急性期（2周~6个月），血栓回声增强，血栓缩小，管腔内径基本正常，血流部分恢复；

（3）慢性期（6个月以上）：管腔内杂乱不均匀回声，管径小于正常，管壁不规则，血流变细，充盈不全（图 8-3-40）。

临床　浅静脉曲张、皮肤色素沉着、溃疡。

静脉瓣膜功能不全？
典型病例——原发性静脉瓣膜功能不全

※ 病史

患者女性，49 岁，左下肢疼痛、溃烂 3 个月余。

※ 超声

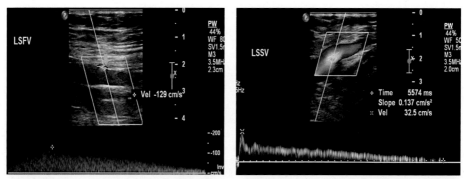

图 8-3-41　左侧股浅第一静脉瓣（↑）Valsalva 试验后可见反流，反流时间大于 6s，反流峰速为 129cm/s；左侧小隐静脉入腘静脉处（↑）挤压试验后可见反流，反流时间为 5.6s，反流峰速为 33cm/s

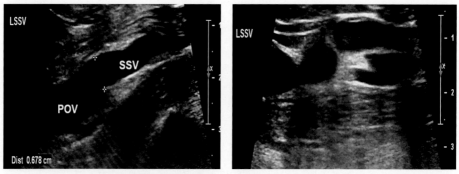

图 8-3-42　左侧小隐静脉入腘静脉处内径为 0.7cm；小隐静脉曲张，内透声好

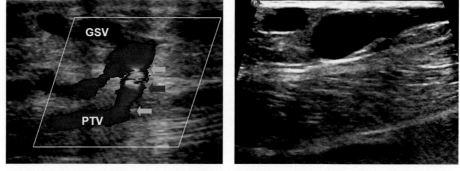

图 8-3-43　左小腿下段一穿静脉（↑）扩张，穿筋膜处（↑）内径为 0.5cm，内血流充盈好；左小腿段大隐静脉曲张，内透声好

　　超声诊断　左侧股浅第一静脉瓣功能不全，左侧小隐静脉瓣功能不全；左侧小隐静脉曲张；左小腿下段穿静脉扩张，与大隐静脉交通，大隐静脉曲张（图 8-3-41 ~ 图 8-3-43）。

※ 其他影像——DSA

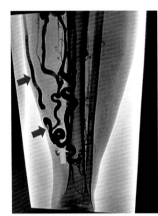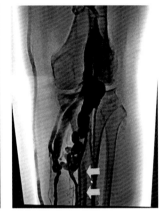

图 8-3-44　左小腿迁曲扩张浅静脉（↑）及穿支静脉显影（↑）；左侧小隐静脉可见反流（↑）

血管造影诊断　左小腿穿静脉扩张，大隐静脉曲张；小隐静脉反流，隐胭静脉瓣功能不全（图 8-3-44）。

<h2 align="center">典型病例——继发性静脉瓣膜功能不全</h2>

※ 病史

患者男性，57 岁，下肢深静脉血栓，一年后复查。

※ 超声

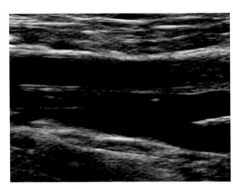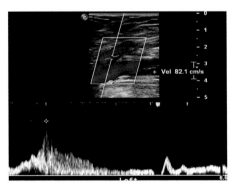

图 8-3-45　左侧股浅静脉附壁等、高回声，同侧大隐静脉反流时间延长

超声诊断　左侧股浅静脉陈旧性血栓伴左侧大隐静脉反流时间延长（图 8-3-45）。

◆ 下肢静脉瓣功能不全，是指浅静脉、深静脉和穿静脉静脉瓣功能不全，静脉内形成反流。

◆ 根据病因分为：原发性、继发性及先天性。

◆ 临床表现：浅静脉曲张、下肢水肿、皮肤色素沉着、静脉性湿疹、脂性硬皮病、静脉性血管炎、静脉性溃疡。

◆ 诊断指标：最常用的是反流时间、反流峰速。

◆ 观测方法：① Valsalva 动作法；②远侧肢体挤压法。

◆ 超声表现：

（1）主要关注隐股静脉瓣、隐腘静脉瓣、穿静脉及股浅第一静脉瓣的反流。

（2）反流时间大于 1s 可诊断下肢静脉瓣膜功能不全。

（3）反流时间大于 3s 和反流峰速大于 30cm/s，为临床手术指征之一。

（4）穿静脉瓣膜功能不全，穿静脉扩张，穿筋膜处内径大于 4mm。

（5）病变处浅静脉迂曲扩张，可伴发血栓。

（6）对于继发性浅静脉曲张，可同时观察到同侧下肢深静脉血栓和（或）瓣膜功能不全。

临床 肢体局部包块。

动脉瘤？静脉瘤？颈静脉扩张？血管瘤？
典型病例——静脉瘤

※ 病史

患者女性，61 岁，发现左前臂包块 3 年，明显增大 1 年，轻度压痛。

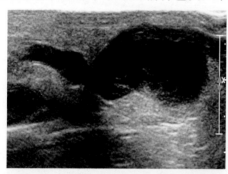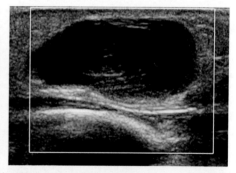

图 8-3-46 左前臂近肘窝处贵要静脉局部呈梭形扩张，内为实性低回声充填，无血流信号

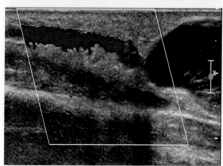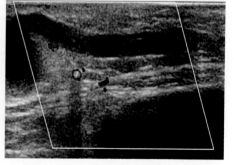

图 8-3-47 病变贵要静脉近心端血流充盈好，远心端未见血流充盈

超声诊断 左前臂贵要静脉瘤并血栓形成（图 8-3-46、图 8-3-47）。

◆ 静脉瘤，是指静脉管腔呈囊状或梭形扩张，临床少见，可发生在身体的任何部位，以下肢静脉多见。

◆ 可能与炎症、创伤或先天性管壁发育不良等有关。

◆ 静脉瘤多数呈梭形（静脉的局限性扩张），少数呈囊状，前者为真性静脉瘤，后者既有假性又有真性静脉瘤；假性静脉瘤罕见，影像学表现不易与真性静脉瘤鉴别，确诊需结合临床及病理学检查。

◆ 超声表现：①静脉呈局限性梭形或囊状扩张，局部加压后囊性无回声区减小或消失；②瘤体内血流速度减慢，呈"云雾"状改变，可伴发血栓形成；③瘤体破口处可探及随呼吸变化的连续性静脉血流频谱。

典型病例——颈静脉扩张

※ 病史

患者男性，32 岁，发现右颈部隆起型包块 10 年余，局部压迫可消失，屏气时变大。

※ 超声

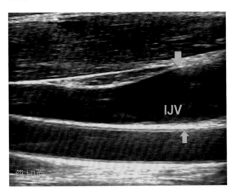
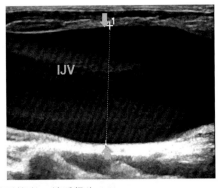

图 8-3-48 右侧颈内静脉梭形扩张，前后径为 1.9cm

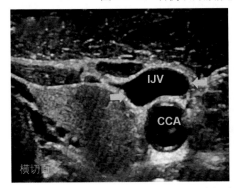
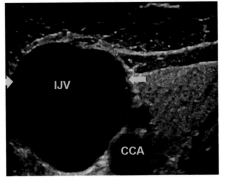

图 8-3-49 左侧颈内静脉内径正常，左右径为 0.7cm，右侧颈内静脉扩张，左右径为 1.4cm

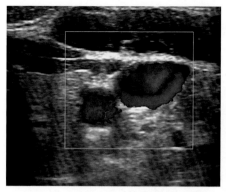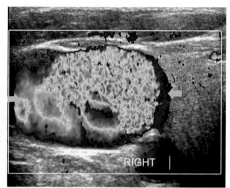

图 8-3-50　左侧颈内静脉色彩单一，右侧扩张颈内静脉血流紊乱、花色

超声诊断　右侧颈内静脉局部梭形扩张，颈静脉扩张症（图 8-3-48 ~ 图 8-3-50）。

◆ 颈静脉扩张症，是指颈静脉系统管腔局部囊状或梭状扩张。

◆ 病因不清，可能与局部解剖、静脉瓣结构缺陷、静脉壁发育不良等有关。

◆ 病理：静脉壁变薄、扩张，平滑肌减少、稀疏。

◆ 儿童常见，常为单侧，颈内静脉近心端多见。

◆ 超声诊断要点（双侧对比扫查）：①单侧颈静脉系统管腔局部囊状或梭形扩张；②与上下血管壁相延续；③增加胸腔内压时扩张明显，内径大于正常血管内径的 1.5 倍；④血流紊乱，但通畅；⑤注意有无血栓形成。

典型病例——血管瘤

※ **病史**

患者女性，50 岁，自幼发现左手掌肿物。

※ **超声**

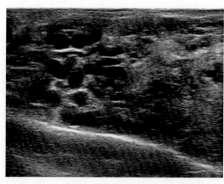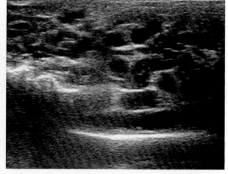

图 8-3-51　左手掌皮下一混合回声肿物，范围为 10.0cm×1.7cm，内呈网格状，边界不清楚，部分无回声区透声差

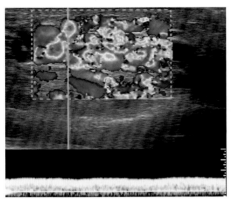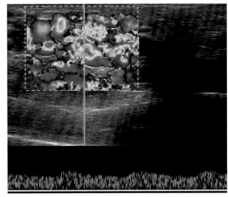

图 8-3-52　可见丰富红蓝相间血流充盈，探头加压血流信号增强，颜色变亮，呈静脉及动脉血流频谱

超声诊断　左手掌皮下混合回声肿物，考虑血管瘤（图 8-3-51、图 8-3-52）。

病理诊断　左手掌血管瘤。

◆ 血管瘤，为常见的先天性四肢血管畸形，多见于头颈部、四肢、躯干皮下或肌层内。

◆ 分三类：毛细血管瘤、海绵状血管瘤、蔓状血管瘤。

◆ 浅表血管瘤局部皮肤可呈红色和紫蓝色改变，质软，有压缩性。

◆ 超声表现：①皮下或肌层内边界不清楚混合回声区，内呈多发网格状或不规则的低或无回声区；②无回声区内可探及红蓝相间、静脉或动脉血流信号；③部分无回声区内可及低、等、强不同程度血栓回声；④常加压试验阳性。

临床　外伤/活动后，肢体局部肿胀、疼痛。

腘窝囊肿破裂？血肿？

典型病例——腘窝囊肿破裂

※ 病史

患者女性，64 岁，右下肢牵拉伤致疼痛 1 个月。

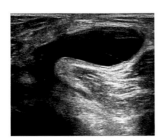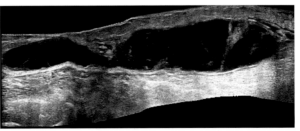

图 8-3-53　右侧腘窝及腓肠肌走行区肌层内无回声区，范围为 11.5cm×2.0cm×2.5cm，边界清晰，部分透声差，可见絮状等、高回声，无血流信号，考虑腘窝囊肿破裂

超声诊断 右侧腘窝及小腿腓肠肌走行区肌层内无回声区，考虑腘窝囊肿破裂（图8-3-53）。

※ 其他影像——MRI 及临床诊断

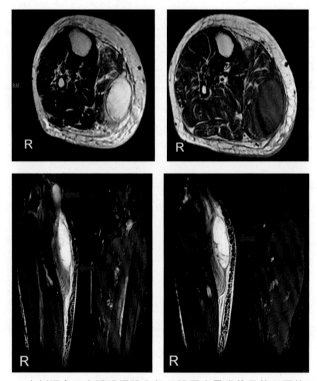

图 8-3-54 右侧腘窝及小腿腓肠肌走行区肌层内异常信号伴周围软组织水肿

MRI 诊断 右侧腘窝及小腿腓肠肌走行区肌层内异常信号，考虑血肿。

临床诊断 腘窝囊肿破裂伴出血（图 8-3-54）。

◆ 腘窝囊肿（Baker 囊肿）当囊肿较大时，在外力作用下或自发破裂时，囊液在重力作用下沿小腿深筋膜流入小腿肌间隙，可致周围组织继发炎症，引起小腿肿胀、疼痛，也可出现全身症状，如发热、白细胞升高。

◆ 超声表现：①小腿软组织间隙内梭形无回声液性包块，部分透声差；②无搏动；③探头加压，部分可被压缩，上端止于膝关节后方，通过蒂状结构通向膝关节腔；④下端不与管状结构相连接。

典型病例——小腿血肿

※ 病史

患者女性,60岁,6年前确诊多发性骨髓瘤。此次因右下肢肿胀、疼痛伴鼻衄2天入院。

※ 超声

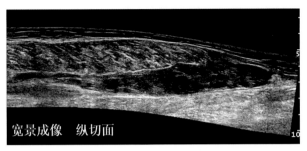

图 8-3-55　右小腿中下段肌间不均质低回声区，范围为 16.1cm×7.7cm×2.1cm（上下径 × 左右径 × 前后径），边界清楚，上下均不与血管相通，同侧下肢深静脉未见异常

超声诊断　右小腿中下段肌间不规则低回声区，考虑血肿（图 8-3-55）。

8 个月后复查

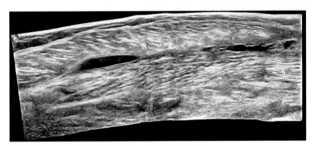

图 8-3-56　右小腿中下段肌间两处长条状无回声区，彼此相通，边界清楚，上下均不与血管相通

超声诊断　右小腿中下段肌间陈旧性血肿，较上次检查范围明显缩小（图 8-3-56）。

◆ 小腿肌间血肿多发生于外伤、运动或过度用力后，肌肉撕裂或血管破裂出血；自发性肌肉血肿多见于长期口服抗凝药或血液系统疾病者。

临床表现　小腿疼痛活动受限、局部肿胀。

超声表现

◆ 自发性血肿：①肌纤维完整，肌肉受挤压明显；②血肿周围高回声带；③体积较大，以无回声为主，张力较低；④局部无血流信号；⑤患者多为高龄，且长期卧床，小腿肌肉松弛、萎缩，早期症状多不明显。

◆ 肌肉撕裂伤引起的血肿：①部分肌纤维断裂、不完整，血肿占据肌肉的一部分；②等回声、低回声、无回声或混合回声，早期张力高；③局部无血流信号；④上下均不与血管相通，同侧小腿动静脉未见异常；⑤中青年一旦发生血肿，压迫局部肌肉及神经，易引发骨筋膜室综合征，好发于前臂及小腿。

临床　沿浅静脉走行的条索状结构、局部疼痛。

血栓性浅静脉炎?

典型病例——血栓性浅静脉炎

※ 病史

患者男性，57 岁，左小腿肿胀 1 个月余。既往有左小腿外伤史。查体：左小腿皮肤色素沉着，可触及沿静脉走行的条索状结构，轻微压痛。

※ 超声

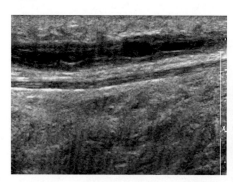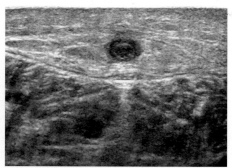

图 8-3-57　左小腿中段皮下浅静脉管径增宽，管壁弥漫性不规则增厚，管腔变窄

超声诊断　左小腿中段皮下浅静脉管壁增厚并不均质等回声充填，考虑浅静脉炎伴血栓形成（图 8-3-57）。

◆ 血栓性浅静脉炎发生在体表可见的浅静脉，以青壮年多见，多发生于四肢，常累及中小浅静脉，不会引起静脉回流障碍，多为局部肢体肿胀。

◆ 与感染、外伤、静脉内长期置管、注射高渗溶液和硬化剂、长期卧床、血液凝固性增高等因素有关。

◆ 炎症可以引起血栓，血栓也可以引起炎症，两者互为因果。

超声表现　①局部浅静脉曲张，管径增宽；②管壁不均匀增厚，腔内可见等、低回声附着或充填；③皮下组织水肿；④探头加压管腔不变形，病变区域内无明显血流。

临床　体型瘦长，血尿 / 蛋白尿。

胡桃夹?

典型病例——左肾静脉"胡桃夹"现象

※ 病史

患者男性，16 岁，肉眼血尿伴蛋白尿。

※ 超声

超声诊断　左肾静脉"胡桃夹"现象（图 8-3-58）。

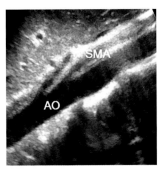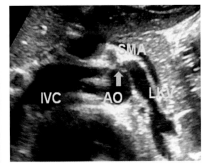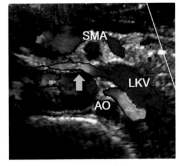

图 8-3-58　AO 与 SMA 夹角变小，左肾静脉（⬆）受压变窄，内径为 1.9mm，肾门处扩张，内径为 9.0mm，比值大于 3

※ 其他影像——CT（图 8-3-59）

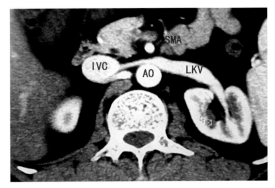

图 8-3-59　左肾静脉受压变窄，考虑"胡桃夹"综合征

典型病例——左肾静脉"后胡桃夹"现象

※ 病史

患者女性，32 岁，发现蛋白尿 2 年、血尿 1 个月。

※ 超声

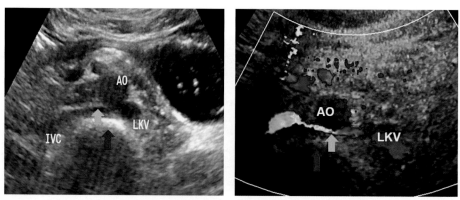

图 8-3-60　左肾静脉（↑）走行于 AO 与脊柱（↑）之间，腹主动脉后方左肾静脉受压变窄，局部血流速度增快，呈花色，腹主动脉左侧近肾门段左肾静脉增宽

超声诊断　左肾静脉后 "胡桃夹" 综合征（图 8-3-60）。

※ 其他影像——CT

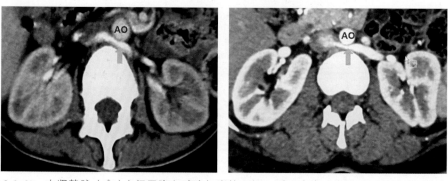

图 8-3-61　左肾静脉（↑）走行于腹主动脉与脊柱之间，受压变窄，考虑后 "胡桃夹" 综合征

◆ "胡桃夹" 综合征，即左肾静脉压迫综合征，肾静脉系统压力增高，可扩张迂曲，静脉壁变薄、破裂，临床出现血尿、蛋白尿，多为镜下或肉眼、非肾小球源性、无症状性血尿，直立性蛋白尿，多在剧烈运动后出现，多见于体型瘦长者。

◆ 临床分为前 "胡桃夹" 综合征（左肾静脉走行于肠系膜上动脉与腹主动脉之间）与后 "胡桃夹" 综合征（左肾静脉走行于腹主动脉与脊柱之间）（图 8-3-61）。

超声表现

◆ 左肾静脉受压变窄，肾门处肾静脉扩张，狭窄处血流束变细，紊乱，流速加快；

◆ 仰卧位左肾静脉扩张处与狭窄处前后径比值大于 3，脊柱后伸位 20 分钟后比值大于 4。

临床　某种特殊体位，患肢麻木或皮肤苍白、脉搏减弱，而改变体位后症状消失。

胸廓出口综合征，腘血管陷迫综合征
典型病例——胸廓出口综合征（血管型）

※ 病史

患者女性，48 岁，右上肢抬高后憋胀、疼痛，皮肤发青，变换体位后症状可消失。

※ 超声

超声诊断　过度外展位右侧锁骨下动、静脉频谱异常，考虑胸廓出口综合征（图 8-3-62 ~图 8-3-64）。

◆ 胸廓出口综合征，指臂丛神经、锁骨下动、静脉在经过锁骨和第一肋骨之间的胸廓出口处，受到骨性组织或软组织压迫而产生的一组神经和（或）血管受压的症候群。

◆ 多为臂丛神经受压，锁骨下动脉、静脉受压少见，女性多发。

◆ 病变较轻时一般无症状；特殊体位时出现神经、血管受压相关症状，多见于上肢抬高位（如梳头、举杯）。

◆ 常见的血管症状，发凉、麻木、无力、指端苍白、肿胀、青紫。

超声表现（过度外展位）　①动脉流速增快，大于或等于自然状态下的两倍；②静脉波形平坦甚至无血流显示。

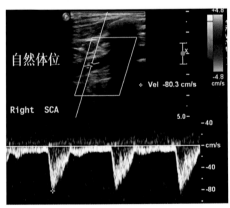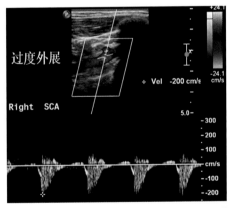

图 8-3-62　右锁骨下动脉：自然体位，空窗窄带正常频谱（Vmax=80cm/s）；过度外展，宽带型异常频谱，流速加快（Vmax=200cm/s）

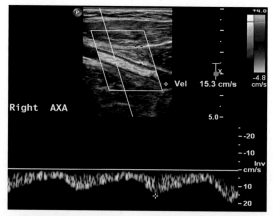

图 8-3-63　过度外展，右上肢远端动脉流速减低，频谱呈"小慢波"

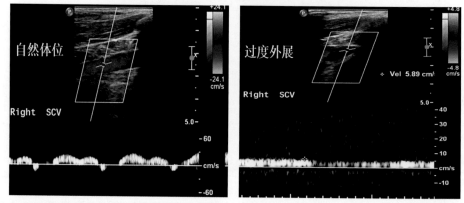

图 8-3-64　右锁骨下静脉：自然体位，受呼吸影响的正常期相频谱；过度外展，不受呼吸影响，
波形平坦，无期相性

临床　术后疗效评估。

<h2 style="text-align:center">支架置入术后，内膜剥脱术后，PICC 置管术后，滤器置入术后</h2>

<h3 style="text-align:center">典型病例——支架置入术后</h3>

※ 病史

患者男性，73 岁，间歇性跛行，行右下肢股总、股浅动脉支架置入术，两年后再次出现间歇性跛行。

※ **超声**

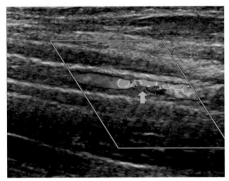 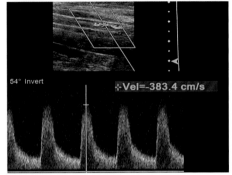

图 8-3-65 股浅动脉支架内透声差，血流偏心走行，局部管腔狭窄（⬆），血流花色，峰值流速（PSV）为 383cm/s，直径狭窄率约为 70%

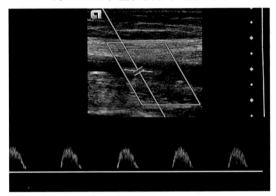

图 8-3-66 狭窄远心端频谱"小慢波"

超声诊断 右下肢股浅动脉内支架再狭窄（图 8-3-65、图 8-3-66）。

CT 诊断 右下肢股浅动脉支架置入术后，支架内血栓形成，中 - 重度狭窄。

典型病例——PICC 置入术后

※ **病史**

患者女性，63 岁，直肠癌术后，右上肢留置 PICC，右上肢肿胀不适。

※ **超声**

超声诊断 右侧锁骨下静脉 PICC 管周血栓形成（图 8-3-67）。

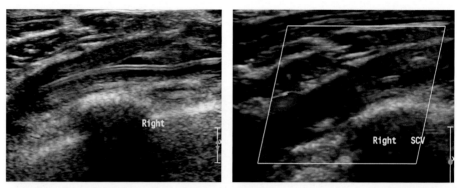

图 8-3-67　右侧锁骨下静脉内 PICC 管周低回声充填，血栓形成，未见血流信号

治疗 1 个月后复查

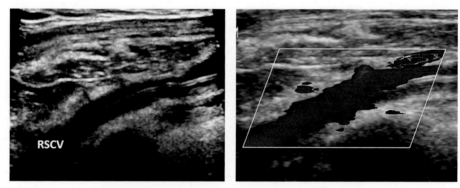

图 8-3-68　右侧锁骨下静脉内 PICC 管周血栓消失，管腔可压瘪，彩色血流信号充盈良好

超声诊断　右侧锁骨下静脉 PICC 管周血栓治疗后血栓消失（图 8-3-68）。

超声价值

◆ 超声检查可明确显示 PICC 管回声，明确其位置。

◆ 管周是否有血栓，管腔狭窄及狭窄程度。

◆ 血栓形成后动态观察，评价治疗效果。

◆ 拔管前观察管周有无血栓，血栓的范围、大小、性质。

◆ 超声引导下 PICC 置管，显著提高置管成功率。

典型病例——下腔静脉滤器置入术后

※ 病史

患者女性，62 岁，右侧腘、肌间静脉血栓形成（急性期）（图 8-3-69），患者行下腔静脉滤器置入术。

※ **超声**

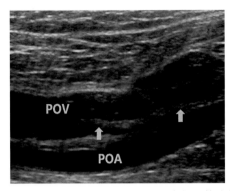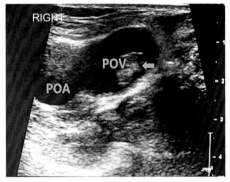

图 8-3-69　右侧腘静脉管腔内低回声，有活动性

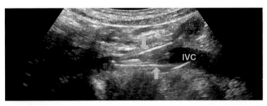
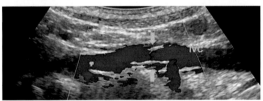

图 8-3-70　滤器置入术后 60 天复查，IVC 管腔内可见滤器回声（↑），管腔内透声好，血流通畅，提示无血栓，可取滤器

超声诊断　下腔静脉滤器置入术后，局部血流通畅（图 8-3-70）。

※ **其他影像——DSA**

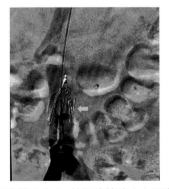

图 8-3-71　下腔静脉内可见滤器（↑），其远端管腔内血流完全充盈，提示无血栓形成

超声价值

◆ 术前诊断下肢深静脉血栓，提示滤器置入需求。

◆ 术中可引导下腔静脉滤器置入。

◆ 术后随访观察下腔静脉滤器的位置及状态，明确下腔静脉及其属支内是否有血栓形成，确定血栓的范围、新旧、血流通畅情况（图 8-3-71）。

◆ 取滤器术前评价滤器局部是否有血栓及血栓分期，指导取滤器术式。